はじめに

2019年に『看護管理者のための 概念化ス［　　　　　］ う刊行し、おかげさまで大変に好評をいただきま［　　　　　　　　］キルは知識として知っているだけでなく、「活用してこそ」のもの［　　、　次の展開をどうしたものかと思っていたところに、今回のステップアップ編のお話をいただきました。

一方で、認定看護管理者教育課程などで看護管理に関わる理論や知識を学んだはずの看護管理者が、研修で学習した理論や知識を、管理現場で意識的に「道具（マネジメントツール）」として十分に活用できていないのではということを、事例検討を通して感じていたところでもありました。

そこで、本書籍では、看護管理事例から特に組織管理と人材管理に焦点を当て、「看護管理者の道具箱」となるようイメージしながら、現場で即活用可能なマネジメント理論と思考法を独自にチョイスしました。これだけの道具を持っていれば、現場のさまざまな場面で問題解決を図れることを知っていただこうと事例で解説する形で紹介しました。現場の課題から逆引きして理論を確認し、学べることを意識しています。もちろん概念化スキルについても、氷山モデルで解説していますので、可視化によってマネジメントの全体像を捉えられるようになると思います。本書籍が、概念化スキルのさらなるステップアップに役立てば、著者としてこれ以上の喜びはありません。

第5章では、先進事例として、JA北海道厚生連網走厚生病院　看護部の取組を取り上げさせていただきました。前看護部長の中西真由美さん、現看護部長の池田友子さんに、心から感謝申し上げます。

最後に、企画から編集、校正まで的確なアドバイスをいただいたメディカ出版猪俣久人さんに心より感謝を申し上げます。

2023年2月

河野 秀一

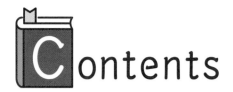
Contents

第3章 ▶ 組織管理事例と解説

第4章 ▶ 指導・教育・育成事例と解説

第 1 章

看護管理者に必要な
概念化スキル

1 概念化スキルとは

(1) 概念化スキルの必要性

　看護界では、マネジメントラダー[1]や管理者向けコンピテンシー評価[2]が導入されるようになり、その評価項目に「概念化スキル」が入るケースが増えてきました。あらためて看護管理者にとっての「概念化スキルの必要性」を感じています。

　看護現場を預かる管理者は、激しい環境の変化の中で、管理業務をしています。次々と起こる新たな問題や山積する課題について、そのつど、意思決定を行わなければなりません。スタッフの管理、病床管理、安全管理、看護の質管理、そして、日常の業務管理。息つく暇がありません。看護管理者のストレスを推し量ると、本当に激務だと思います。そのうえ、どんなに忙しくても自分の体調管理も欠かせません。超多忙のなかで、効果的な管理実践をするために、常に本質を見失わないマネジメントが求められています。

　管理者に求められる能力として概念化スキルに初めて言及したのは、ロバート・カッツ[3]です。看護現場で起きる問題が複雑化した現在、看護管理者の業務執行だけではなく、スタッフの教育においても、概念化スキルは必須でしょう。さらに、管理者はもちろん、リーダークラスなどのスタッフレベルにも、概念化スキルを身に付けてもらいたいと考えます。

　広く言えば、概念化スキルは、管理者に限らず、スタッフにも必要なスキルで

1　マネジメントラダー：日本看護協会が発表したもので、看護管理を実践するために必要とされる6つの能力（組織管理能力、質管理能力、人材育成能力、危機管理能力、政策立案能力、創造する能力）を可視化するとともに、能力ごとに、病院看護管理者の成育のための指標（4つのレベル）が示されている。
2　コンピテンシー評価：職員の能力や適性を客観的に評価する仕組みで、職務ごとに優れた成果を発揮している人の定行動特性（コンピテンシーモデル）を評価基準に行う人事評価のこと。
3　ロバート・カッツ：米国ハーバード大学の経営学者。1950年代に役職ごとに求められるスキルの割合を示した（カッツモデル）。その中で、管理的な傾向が強くなる役職ほど、概念化スキル（コンセプチュアルスキル）が求められる割合が高くなるとした。

す。マネジメントラダーに限らず、スタッフレベルのクリニカルラダー教育にも、概念化スキル研修があるべきだと考えます。

◀ (2) 概念化スキルをイメージする

　まずは、概念化スキルをざっくりとイメージしましょう（**図表1-1**）。概念化スキルを端的に表現すれば、「全体像を捉え、本質を理解する」スキルです。これを分解すれば、「抽象的な考えや物事の大枠を理解する能力」と、「周囲で起こっている事柄や状況を、構造的、概念的に捉え、事柄や問題の本質を見極める能力」になります。そんなイメージなのですが、実践は、それほどたやすくありません。

　筆者は、多くの医療機関で概念化スキルの講義を行っています。講義を通じて感じるのは、このスキルは一朝一夕に身に付くものではないということです。

　概念化スキルには、俯瞰力や抽象力が問われるため、とかく、机上で考えればよいものだとされがちですが、概念化スキルの多くは、自身の管理経験を通して身に付いていくものだと思っています。また、これまでに皆さんが学んで来た、数ある看護管理に関わる理論・思考法と合わせ、その知識とスキルを現場で生かせてこそ、「成人学習」でしょう。すなわち、「俯瞰し、応用できる力」を合わせ持つことで、実践とともに学んできた事柄が現場に生かせます。

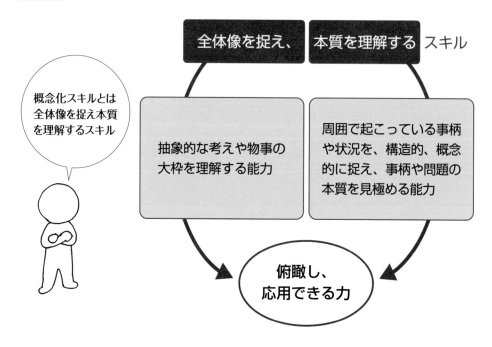

図表1-1 概念化スキルをイメージする

全体像を捉え、 本質を理解する スキル

概念化スキルとは全体像を捉え本質を理解するスキル

抽象的な考えや物事の大枠を理解する能力

周囲で起こっている事柄や状況を、構造的、概念的に捉え、事柄や問題の本質を見極める能力

俯瞰し、応用できる力

⟨3⟩ 多くの力が求められるスキル

　概念化スキルは、多くの思考法の集合体であるスキルです。たとえば、論理的思考力、批判的思考力、仮説立案力、問題解決力、計画力、意思決定力、構想力、洞察力、メタ認知力と挙げればきりがないほどです（**図表1-2**）。概念化スキルとは「全体像を捉え、本質を理解する」スキルですから、多くの力が求められるのです。

　概念的に考えるためには、現場で起こる出来事をいろいろな角度から捉え、大枠を押さえたうえで、構造的に考えないといけません。そして、細かく分析する必要があるのです。概念化スキルが身に付くと、本質的な考え方ができるようになるので、マネジメント経験から得た知見の応用が可能になってきます。

図表1-2　概念化スキルに求められる多くの力

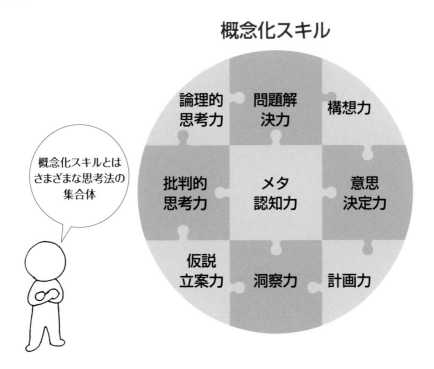

概念化スキル

概念化スキルとは
さまざまな思考法の
集合体

論理的
思考力

問題解
決力

構想力

批判的
思考力

メタ
認知力

意思
決定力

仮説
立案力

洞察力

計画力

◀ (4) 概念化スキルの対極にある行動

　概念化スキルの対極にあるのは、「もぐらたたき」と呼ばれる、原因を究明せずに、表面に現れた問題だけをたたく、その場しのぎの行動です。

　たとえば、「部署で退職者が４人出た」という事象に対して、「看護に４人補充を依頼する」行動が、もぐらたたきです。「補充してくれなければ、部署の安全が守れません」などと、半ば脅しをかける場合もあるでしょう。いずれにせよ、人員補充だけを依頼する行動は、マネジメントでもなんでもありません。

　看護師の退職率は全国平均で10％程度でしょう。この部署に30人のスタッフがいたとしたら、４人は平均より多いといえます。であれば、なぜ、４人も辞めるのか、その原因は何なのかを真っ先に考えるべきなのです。原因は、自部署の「人が辞める職場環境」なのではないかと、まずは考えなければなりません。

　新たに４人補充してもらっても、部署の職場環境、管理者のマネジメントが変わらなければ、原因が残ったままとなり、再び退職者が出る可能性が高いのです。繰り返し、補充を要請しなければならなくなります。

何よりもまず自部署の看護師が辞める原因を考え、さらに掘り下げ、真の原因、すなわち、本質を捉えたうえで、対策を打たないといけないのです。ひょっとしたら職場の心理的安全性[4]が低いのかもしれません。切磋琢磨し合う雰囲気がなくて、モチベーションが上がらない職場なのかもしれません。負の影響を及ぼすインフォーマルリーダー[5]がいて、スタッフが働きにくいのかもしれません。

　起きている事象から真の原因まで掘り下げていくことこそ、概念的に考えることなのです。管理場面における概念化の要素を挙げてみました（**図表1-3**）。なお、概念化スキルの基本的な考え方については、拙著『看護管理者のための概念化スキル超入門』（メディカ出版、2019）をご覧いただければと思います。

図表1-3　管理場面における概念化を4つの要素でイメージする

管理場面における概念化

① さまざまな管理場面に共通する法則を見出す

② 経験の結果を自分なりのノウハウに落とし込む

③ 他の状況にも当てはまるような管理のコツを見つける

④ 経験から自分の管理のやりかたを見出す

4　心理的安全性：組織や集団の中で、自分の気持ちや考え方を伝えても、誰からも拒絶や非難されることなく、気軽に話し合える状態。

5　インフォーマルリーダー：「リーダー」に任命されてはいないが、他のスタッフに影響力を及ぼす人。

⑸ 事例で考える

看護管理場面における概念化スキルを、事例で考えていきましょう。

・・

◆事例

　看護管理現場において、安全管理は、何においても最優先に考えなければならない問題です。Ａ病院では、転倒・転落アクシデントの90％が65歳以上の高齢者でした。調査をすると、排泄行動に伴う転倒・転落が最も多いことが分かりました。そこで、高齢患者が多く、転落事故が多発しているＢ病棟では、センサー装着、抑制帯の使用、4点柵設置などの対策を講じました。しかし、転落は減りませんでした。そればかりか、逆に増加してしまいました。

・・

　このような事例は、実は多くの病院で見られます。アクシデントがあって、すぐに転倒・転落対策を講じているにも関わらず、その効果が得られず、逆に増加することもあるという現象です。

　Ｂ病棟の看護管理者Ｃは、頭を抱えました。さて、Ｂ病棟のアクションは、単純明快です。

［Ｂ病棟のアクション］

Ａ病院での調査の結果、高齢患者の排泄行動に伴う転倒・転落が多いことが分かった。

高齢患者の多いＢ病棟では、転落事故が多く、至急対策を講じることにした。

対策は、センサー装着、抑制帯の使用、4点柵の設置であった。

　身体抑制の観点から見れば、同意できない対策もありますが、それはさておき、この対策は、前述した「もぐらたたき」であり、「コインの裏返し」とも言えます。コインの裏返しとは、問題となっている事柄に対し、単純に正反対の行動をとることで解決を図ろうとすることです。「転落が多いので、転落しないようにする」といった形です。一見、当たり前のように思えますが、もぐらたたき

と同様、原因に目を向けない、その場しのぎの対応と言えるでしょう。

　B病棟の看護管理者Cは、「転落」という結果だけしか見ていないことに気づいていません。起きてしまったことは、変えられません。結果ばかりに目が行き、「転落がおきた原因は何か、この事象の本質は何か」について、まったく考えていないことが分かります。すなわち、概念的思考をしていないのです。

　結果である「転落」には、必ず原因があります。因果関係を探る必要があるのです。その原因について、管理者なら、すぐに一つや二つは思い浮かぶはずですが、そこには考えが及んでいません。転落を一日でも早くなくしたい気持ちは、もちろん分かります。

　しかし、対策が適切ではなかったから、転落が増えてしまったのです。「原因―結果」という因果関係を無視し、原因を明らかにせずに、言い換えれば、論理的思考を行わずに、結果だけを見て対策を打ってしまったのです。

　原因にアプローチせずして、解決はありません。原因を放置したまま対策を打ったとしても、根拠に基づいたものとはいえず、問題解決しないケースが多いのです。むしろ、放置された原因が大いばりで居残り、歯止めがされないことから、転落数が増加することも十分に考えられます。原因にアプローチしていない以上、転落が増えたという事実は、不思議でもなんでもないのです。

◀ (6) 事例で考える、概念化スキル上の課題

　B病棟の現状をもう少し詳しく見ていきましょう。

　転倒・転落などの事象が起きた際に、発見者が上司に報告するというルールはありました。ただし、事故報告書の入力が速やかに行われていませんでした。

　報告書への入力がないと職員の間で事象の共有がなされません。また、センサー装着、抑制帯の使用、4点柵設置の物理的対策は、優先して行われましたが、当該高齢者の特徴や行動のアセスメントは、実施されていませんでした。

　A病院でのインシデントの報告状況は、レベル0の報告[6]が20%以下でした。

6　レベル0の報告：インシデントとは言えないが、ヒヤリ・ハットした事例の報告で、未然に事故を防げたものが含まれる。

レベル0の内容は、転倒・転落1％、薬剤項目19％でした。ここからも、この病院では、転倒・転落を未然に防止するための報告実施について、認識がほとんどないことがうかがえます。

　次に、病棟で行った安全管理者に関するヒアリングで明らかになった、看護師の患者に対する行為に着目すると、以下のような事実がありました。

🏠 ［安全管理に関するヒアリングで浮かんだ事実］ ||||||||||||||||||||||
　ベッドサイドでポータブルトイレを使用する患者がいたが、トイレットペーパーが患者の手の届く位置になかったため、担当看護師Dが患者の手元に置いた。

　この行為は、転倒転落の未然防止にあたります。ところが、残念ながら報告が行われていませんでした。担当看護師Dは、置かれているトイレットペーパーの位置から、患者の不安定な動きをアセスメントし、そのままにしておくと患者が転倒する恐れがあると予測しているのです。

　D看護師のリスク感性を、病院全体で共有するためには、レベル0報告の実施と、同報告の職員間の共有が必要です。しかし、A病院での報告実態は、わずか1％です。D看護師が、こんなに良いことを実施しているにも関わらず、全員で共有していないとは、なんともったいないことでしょうか。

　この事例は、転落というアクシデントだけを見て、他のことはあまり考えずに、看護管理者が対策を打ったものでした。管理者は、これまで研修などで、問題発生時の思考法はたくさん学んできていると思います。でも、現場で意図的に活用できていないのです。

　このようなことは、皆さんのまわりにも、たくさんあるのではないでしょうか？

　概念化スキルを学んで、意図的に活用すれば、本質をとらえた解決策ができたはずです。知識やスキルについて知っていたとしても、現場で活用できなければ、宝の持ち腐れです。潜在的な能力はあっても、行動に現れなかったり、顕在化できていなかったりすると、コンピテンシー評価での評価につながりません。多くの管理者は、現場で問題が発生すると、すぐに解決したくなる傾向がありま

す。しかし、考えずに行動して、良いことはひとつもありません。行き当たり
ばったりとなんら変わりません。管理者であれば、対策を打つ前に、「概念的思
考」が求められるのです。

　概念化スキルを活用できるのは、もちろん、安全管理だけではありません。問
題が発生する事象すべてに活用可能です。組織管理全般、そして、何より人材管
理には、ことのほか大きな力を発します。スタッフの育成は、看護管理者の永遠
のテーマです。新人・若手を一人前にするとともに、中堅・ベテランを活性化し
なければなりません。増加してきたスペシャリストの活用のほか、最近では、プ
ラチナナース・先輩ナースの活用も求められるようになりました。

　マネジメントに概念化スキルを使い、本質を捉えた育成ができれば、どんな階
層の人材管理や育成も、心配ありません。本質を捉えられる概念化スキルは、パ
ワフルで、「道具」としての性能はとても良いのです。まさに、管理者にとって
は、常備すべき必須のスキルと言ってよいでしょう。

2 概念化スキルを向上させるには
〜看護マネジメントリフレクションを活用する

◀ (1) 見えないものを可視化する

　概念化スキルを向上させるには、どうしたらよいのでしょうか？

　これには、徹底的な管理事例の振り返りが有効です。加えて、氷山モデル[7]を
描いてみることを積み重ねるのがよいと思います。すなわち看護マネジメントリ
フレクションを定期的に実践することが必要です。

　看護の現場は、複雑化しています。発生する問題は、単純なものばかりではあ
りません。しかも、問題のほとんどが、複雑に要素が絡み合っていると言ってよ

7　氷山モデル：問題がどのような要素で起こっているのかを考え、より本質的な解決をめざすアプローチである
　　「システム理論」の枠組みとして用いられる。海に浮かぶ氷山のように、表面に現れているのは全体のほ
　　んの一部と考える。

いでしょう。また、問題を構成する要素も、目に見えるものばかりではありません。問題解決には、見えないものを可視化する必要があるのです。

　リーダーシップもまた、見えるものではありません。しくみ・ルールも、見えないものです。部署のローカルルールともなれば、なおさら見つけるのに強い意識が必要です。さらに、スタッフとの関係性、パーソナルパワー、価値観、先入観、風土など、マネジメントの現場は、見えないものだらけです。

◢ (2) 客観視する力と抽象化する力 ▮▮▮

　見えないものを可視化するためには、「アセスメント」が必要です。それも、主観で見るのではなく、客観視する力、抽象化する力が大切です。そして、可視化して初めて、「ないもの・足りないもの」が見えてくるケースが多くあります。

　本質を捉えた問題解決には、この「通常は見えないもの、ないもの・足りないもの」をあぶり出さないといけません。それを可能にするのが、まさに、概念化スキルなのです。看護マネジメントリフレクションを実践する際、見えるものやデータなどの単なる情報収集だけをしていては、決して本質を捉えた問題解決はできないのです。

　ただし、リフレクション時に心したいのが、「見えないもの」と「分からないもの」とを混同しないことです。たとえば、リーダーシップは、見えないものではありますが、分からないものではありません。仮説を立てて論理性があれば、推論でき、可視化できます。概念化スキル向上には、同僚などと看護マネジメントリフレクションを行い、トレーニングするのがよいでしょう。

◢ (3) 看護マネジメントリフレクション実施時の注意点 ▮▮▮

　看護マネジメントリフレクションを実施しても、気づきに至らないケースはよくあります。それは、本質を捉えられていないからです。

　ここで、看護マネジメントリフレクション実施時の注意点を押さえていきたいと思いますが、その前に、看護マネジメントリフレクションについて、ご存じない方もいらっしゃると思いますので、復習もかねて確認しておきます。

●目標

　看護マネジメントリフレクションは、自分が行った看護管理を振り返り、自身の固定観念に気づくことを目標としています。

●基本形

　具体的には、語り手が、職位が同等の第三者（語り手以外の2〜3人のグループメンバーで構成）に対し、自身のマネジメント経験のリフレクションを行い、グループメンバーにコーチングをしてもらうのが基本形です。おおむね、1人につき、15〜20分程度行います。

●第三者に向く人

　第三者は、同じ病院の同じ職位の管理者（師長同士、副師長同士）で構いません。しかし、「気づき」を確実に得るためには、経験の客観視が必要なことから、できるだけ異なるキャリアの管理者のグルーピングが望まれます。職位をそろえる意味は、組織における権限が同じであるほうが、より、適切なコーチングができるからです。

●第三者に向かない人

　仮にグループメンバーに自部署の事情をよく知る前任管理者がいると、その前任者は、客観視ができにくくなりますので、できればグループに入らないほうがよいでしょう。

　また、語り手がベテラン管理者の場合、メンバーとしてコーチングしにくいことがあるかもしれません。そのため、メンバーにはアサーティブな関わりが求められます。

●心理的安全性

　管理能力向上のためには、相手が誰であっても適切なコーチングが求められます。何を言ってもよい、という管理者間における心理的安全性が前提条件として必要です。

●ゴール

　リフレクションで気づきを得たら終わり、ではありません。得た気づきを概念化し、「こういうケースはこうしたらよい」という「持論（マイセオリー）」に変換し、今後の看護管理に生かすことが最終ゴールです。

　気づきを得て、それをまとめ、自分だけのマネジメントノートを作り、今後の管理活動の行動変容に結び付けるのです。

　それでは、看護マネジメントリフレクション実施時の注意点について、いくつかの角度から見ていきましょう。

🔒 注意点１：リフレクションのプロセスはスタートが肝心　||||||||||||

　リフレクションは、振り返る順序が大切です。基本的には、**記述・描写⇒感覚⇒評価・分析⇒まとめ⇒行動計画（アクションプラン）** というプロセスを踏みます。

　注意したいのは、はじめに行う「記述・描写」です。

●客観的事実だけを記述・描写する

　スタートプロセスでは、より具体的に客観的事実だけを書いて振り返ることが重要です。

　リフレクションしたい内容ですから、その経験・出来事については、何らかの感情があるはずです。しかし、ここでは感情をいったん脇に置きましょう。感情的に振り返ると、事実にフィルターがかかり、気づきが起きにくくなるのです。

●振り返るのは、自身のマネジメント

　振り返る対象はあくまでも自身のマネジメントであることも重要です。自分が何を言ったか、どんな行動をしたかを記述するのです。スタッフのことばかり記述してしまう例が見られますが、それは、相手しか見ておらず、自分のマネジメントを振り返ることにはなっていません。

●スタッフの言動は、管理者のマネジメントの結果

　スタッフの言動は、管理者である皆さんのマネジメントの結果と捉えます。結果（過去）と他人は変えられません。スタッフのことだけを書いたリフレクションは、「どんなスタッフか」という内容に終始します。たとえば、「困ったスタッフだ」となりがちで、リフレクションから離れ、確実に愚痴大会になりますから、大いに注意が必要です。このような場合、グループメンバーのファシリテーター役が、語り手に正しいリフレクションができるよう、修正を促す必要があります。

🏠 注意点2：気づきに至らない理由を知る ‖‖‖‖‖‖‖‖‖‖‖‖‖‖‖‖‖‖‖‖‖‖

　筆者は、多くの看護マネジメントリフレクションの現場、ワークに参加させていただきました。その結果、気づきに至らない場合の理由がカテゴリー化できることが分かりました。

① グループメンバーからのコーチングが不十分

　グループメンバーのコーチングが、語り手の気づきを起こさせられるかどうかに大きく影響します。コーチング不足で気づきに至らないケースを示します（**図表1-4**）。

・「承認」ではなく「共感・同感の嵐」になり客観視できなくなる

・「うちも同じ」と「同調」してしまい「愚痴大会」に誘導してしまう

・ティーチングになり、答えを与えて、語り手の考える機会を奪ってしまう

図表1-4　コーチング不足により気づきが起きないケース

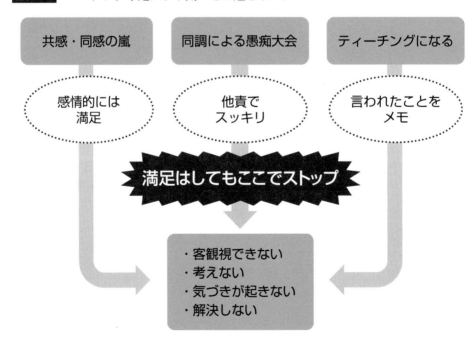

② グループメンバーの概念化スキルが不十分

グループメンバーは第三者として、より客観視しやすい立場にあります。ところが、メンバーが起きている出来事の表面的な所や枝葉末節にこだわってしまい、問題の本質を捉えきれないことが多くあります。結果として、分析のプロセスでの切り込みができず、構造化につながらないため、気づきに至りません。いずれも、メンバーの概念化スキル不足が原因です。

③ グループメンバーの仮説思考力が弱い

問題解決には、仮説思考力が必要になります。しかし、この力が弱いと、語り手に対して現状確認的な関わりしかできず、気づきを与えられる質問ができません。

④ 語り手の他責思考

リフレクションする事例には挙げたものの、うまくいかなかったことを受容できず、言い訳をしたり、スタッフや他者に責を求めようしたりしてしまうと、気づきに至りません。

◀ (4) 気づきを得るためは、何に気づけばよいのか

リフレクションでの気づきは重要なポイントです。では、事例提出者は、何に気づけばよいのでしょうか？

① 相手の感情・自分の感情に気づく

リフレクションする内容の多くはスタッフ指導に関わるものです。スタッフとの面談・指導場面などで、うまくいかなかった事例がよく出されます。そこでスタッフの言動から感情を抽出するのです。

多くのケースでスタッフの「怒り」や「不満」が挙げられます。しかし、これらの感情は、実は二次感情[8]です。グループメンバーのコーチング（質問）によって、この二次感情を掘り下げ、スタッフの一次感情に気づいていく関わり方

8　二次感情：最初に感じる感情（一次感情）が生じた後に発生する感情。たとえば、「寂しさ」「不安」「後悔」などの一次感情が重なり、「怒り」といった二次感情が発生する。

が大事になってきます。

　不満とは「満たされず」と読めます。不満とは何かが満たされていない状態です。なぜ、怒っていたのか、その奥底にはどんな思い、感情があるのかを振り返り、掘り下げることで、たとえば、「実は認めてもらえないことで、寂しかったんだな」と気づいていきます。

　自分の感情についても同様です。もやもやの多くは、自分の感情に気づけていないところから来るものです。

② リーダーシップスタイルに気づく

　マネジメントがうまくいかないケースでは、その場面で取った自分のリーダーシップスタイルが適切でなかった可能性があります。

　たとえば、普段は「民主型リーダーシップ」でスタッフの意見を聞くはずなのに、その場面に限って「強制型リーダーシップ」となり、「私の言うとおりにして」と高圧的な態度をとってしまっていた、などと、客観視できれば、気づきにつながります。

③ スタッフとの関係性・しくみ・ルールに気づく

　現場で問題が起こるのは、スタッフとの関係性によるものが多くあります。自分より先輩の看護師との関係性が希薄、苦手意識がある、コミュニケーションが不十分などの原因から、問題が引き起こされるケースがしばしば見られます。関係性の良くないことから目をそらし、向き合っていないケースもあります。

　また、問題発生が、部署で使われているしくみやルールに起因するものが多くあります。そもそも、しくみ・ルールがなかった、以前はあったけれど今は機能していない、あるけれど誰も知らないなどさまざまです。これらに気づくことが必要です。

④ 固定観念・価値観・先入観・ローカルルールに気づく

　問題を起こしている原因は自分にあった、となかなか気づけないのが、自分の固定観念・価値観・先入観です。「これが当たり前」「こうすべき」というものが、自分の中にあると、当てはまらないものすべてを「問題」と捉えてしまいます。

　長年実施している部署でのローカルルールが、実は問題の原因になっていることもあります。時代が変わり、環境が変わると、通用しないものも多く出てきま

す。昔の常識が今の非常識かもしれません。出来事を俯瞰し、可視化し、自分自身を批判的に吟味することで、気づきにたどり着けます。

　これらの項目を整理したものが、概念化スキルである「構造化」になります。リフレクションすることで見えないものを把握することができ、氷山モデルを描くことが可能になるのです。

3　可視化・モデル化

◀ (1) 可視化の意義 ▕▕▏

　筆者は研修などで、看護管理者のマネジメント場面のリフレクションを、しばしば聞かせてもらいます。その際によく出会うのは、スタッフ指導に悩む事例において、「どうやって問題解決すればよいのか」と困惑している管理者です。ただ、残念なことに、その事例を可視化して考えている管理者は、ほとんどいません。まさに、闇の中に迷い込んだ状態なのです。何も見えない闇の中で問題を解決しようとしても、土台無理な話です。

　問題を解決するには、自分の目でしっかり観察する必要があります。見えないままでは、実態すら明らかにできませんし、決して解決に至りません。

　皆さんは、外出して人に会うときは、必ず鏡をみると思います。髪型はどうか、ゴミがついていないか、顔色はどうかなど、チェックしているはずです。髪がはねていれば直しますし、ゴミがついていれば取らないといけません。顔色が悪ければ化粧のやり方を変えるかもしれません。とても、当たり前の行為です。

　実はこれは、「自分の顔を可視化している行為」と考えられます。可視化して初めて、「髪がはねている」という問題を発見でき、くしなどで直して、問題解決につながります。

　看護管理における問題解決も同様に、可視化が欠かせません。可視化してはじめて、「ないもの」が見えてきます。特に、通常は見えないもの、たとえば、管

理で重要な「しくみ」「ルール」がないことが、浮かび上がってくるのです。

　このように可視化することの効果は、極めて大きいものがあります。問題解決にあたっては、いきなり解決策を考えるのではなく、現状を明らかにする意味においても、一度、可視化にトライしていただきたいのです。

◀ (2) テンプレートで問題解決の糸口を探る

　可視化は、決して難しいものではありません。筆者の提案するテンプレートはとても簡単で、問題解決の糸口を探りやすいようにしています（**図表1-5**）。管理者である自分も含めて、事例の登場人物を描き、そのやりとりや関係性を図式化するだけです。関係性は、矢印や点線、〇とか×だけでも十分です。すると、意外と自分が行動していないことが分かったりします。

図表1-5　可視化のためのテンプレート

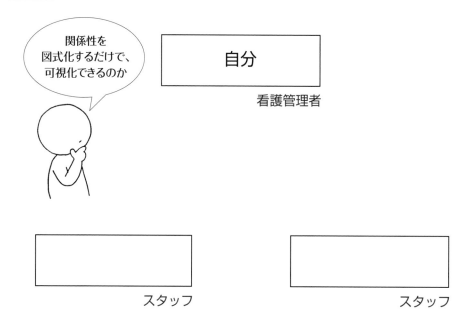

⑶ 事例でテンプレートの使い方を知る

　テンプレートによる可視化を事例で見てみましょう。

　事例に登場する看護管理者のリーダーシップのスタイルは、関係重視型です。主任になりたてなどの若手看護管理者や管理にあまり自信が持てない管理者、異動してきたばかりの管理者は、関係重視型のリーダーシップスタイルを取る傾向が見られます。関係重視型の特徴は「あつれきをさける」ことです。ただし、このスタイルは、たとえば、部署の業務遂行状態が良いときは問題ないのですが、問題が発生したり、看護の質やモチベーションが下がったりしたときは、機能しないという特徴があります。

　関係重視型看護管理者が看護マネジメントリフレクションで挙げる事例の多くは、「スタッフ間の板挟み状態になって困っている」というものです。

　ここで紹介する事例も、そんな板挟みの一つです。

・・・

◆事例

　ベテランスタッフと若手スタッフの板挟みに、看護管理者は悩んでいます。

　そのベテランスタッフは、病棟内の基準・手順にないやりかたで業務をしていますが、特に問題は発生していませんでした。ところが、手順どおりに進めようとする若手スタッフから管理者は、「手順通りにやってくれないと、新人に示しがつかないので、何とかしてほしい」と文句を言われたのです。そこで、管理者は、当該のベテランスタッフに話をしに行きます。しかし、今度はベテランスタッフから、「いや、自分のこれまでのやり方は間違っていないし、そう習ってきた。問題も起きていないし、今更変えられない」と反発を受けました。

・・・

　ベテランと若手の板挟みで困っているというリフレクションでした。当然ながら、困った、困ったとぼやいても、問題は解決しません。あれや、これやと頭で考えていても、解決策が思いつきません。そんなとき、可視化してみるのです（**図表1-6**）。

関係重視型リーダーシップスタイルを持つ看護管理者によく出てくるマネジメント事例の可視化ケース

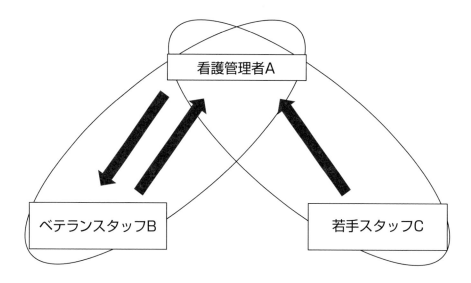

〈図の解説〉

　矢印は、主たる話の方向です。

　若手スタッフCは、看護管理者Aに「何とかしてほしい」と文句を言いました。それを受けて、Aは、ベテランスタッフBに病棟の手順通りに仕事をしてほしいと伝えます。ところがBはAに反論します。このような話が交わされたのでした。

　では、この可視化した図から「ないもの」は何でしょうか?

　矢印がないことから、BとCが話していないことが一目瞭然でわかります。また、基準・手順の遵守の確認において、Aは伝言ゲームを行っただけで、3者での話し合いがなされていないことも分かります。

　これでは、CとBがそれぞれの言い分をAにぶつけるだけで終わり、問題解決には到底行き着かないことが予想できます。可視化することで、3者で話し合っていない、つまり、そのしくみがないという、重要な事実に気づくことができるのです。

　看護管理者は板挟みで苦しいのは分かります。しかし、可視化により分かったのは、苦しさを招いた管理者自身の責任であり、ベテランスタッフBのかたくなさや、新人スタッフCの不寛容さの責任ではありません。

［可視化により看護管理者が自覚したこと］

　管理者とスタッフが一緒に話し合えるしくみを作っていない管理者としての責任。

　事例に挙げたようなスタッフ間の対立は、他にも起きている可能性があります。そこで、今回の3者だけでなく、部署内で会議を開いてもよいと思います。

　このように、管理者としてのマネジメントに何が足りていないか、何がだめなのかが可視化によって映し出され、納得のもとに自省することができるのです。「全体像を捉え、本質を理解する」概念化スキルを進めるにあたっては、こうした可視化を、ぜひ実施していただきたいと思います。

◀ (4) 全体像の可視化ツール

　全体像を捉えるためには、全体像を可視化する必要があります。そのために有効な、「関係性マップ」と「学習経路グリッド」を紹介していきます。

🏠ツール1：関係性マップ（認知・行動ループ）

　改善したい関係について、お互いにどのような相互作用を及ぼし合っているかを、可視化するツールが「関係性マップ」（**図表1-7**）です。

　相手の認知（心の動き）は、目に見えないため、どのように受け取られているかを把握することが難しいのです。自分の行動にしても、無意識の行動や表情など、自分自身でも把握しきれていない領域がたくさんあります。この見えない領域が、コミュニケーションを図る上でズレを生み出し、問題を引き起こしてしまうのです。関係性マップは、それらを可視化したものと言えます。

　書き方としては、上から時計回りに「相手の行動」「自分の認知・反応」「自分の行動」「相手の認知・反応」について、例）の要領で、それぞれの箱の中に書

き入れます。

　関係性マップの完成後に、相手または第三者と一緒に振り返ります。関係性の改善に向けては、なぜそのような認知・反応・行動をとるのかについて、メンタルモデルや環境要因などもあわせて考察します。

　関係を改善したいのに、なかなか改善しないスタッフなどは、皆さんもこれまでに一人や二人は、いるのではないでしょうか。おそらく、悪循環のループが回っているはずです。これを可視化していくのです。

　関係性マップで悪循環のループを可視化する

相手の行動
例：ミスをする

自分の認知・反応
例：ムッとする

自分の行動
例：怒りながら指導する
自分の行動（表情）は見えていない

相手の認知・反応
例：落ち込み、萎縮する
相手が本当はどう思っているかわからない

〈図の解説〉

　皆さんが新人指導担当者であると仮定して、読み解いていきましょう。相手は、新人です。

　新人がある看護行為についてミスをしたところから始まります（相手の行動）。それを見た自分は、「またか！」とムッとします（自分の認知・反応）。そこで、

「この前も言ったよね」と怒りながら指導するのです（自分の行動）。当たり前ですが、自分で自分の行動は見えません。怒られた新人は、「またできなかった、怒られた」と落ち込み、萎縮してしまいます（相手の認知・反応）。しかし、相手が本当はどう思っているかは指導者側からは、分かりません。相手が落ち込み、萎縮していると、次の行為もミスをしてしまいます（相手の行動）。

　このように、悪循環がどこまでも続き、なかなか断ち切れません。関係改善したくてもできない状況がずっと続いてしまうのです。

　関係性マップで2者間の認知・反応・行動を可視化すると、「なぜ関係性が改善しないのか」といった悪循環のループが見え、解決の糸口が見つかりやすくなるのです。では、どうしたらよいのでしょうか？

●関係性マップを書き直す

　皆さんは、「他人と過去は変えられない、変えられるのは自分と未来」という言葉をご存じでしょうか？　この考え方を使って、関係性マップを書き直します（**図表1-8**）。

　関係性マップのスタートは、「相手の行動」でした。ここは変えられません。事例で言えば、「（相手が）ミスをする」です。次は、「自分の認知・反応」。自分のことは変えられます。

　では、どのように変えたらよいのでしょうか？

　ここでは、「自責思考」で書き換えてみます。相手がミスをしたのは、「新人指導担当者である自分の教育指導が不十分であったのかな」と認知してみます（自分の認知・反応）。すると、行動が変わってきます。やさしく「もう一回、一緒に練習をやってみようか」との声かけ（自分の行動）に変わるのです。そんな声かけをされることで、新人は、落ち着いて、できるまで練習するようになり（相手の認知・反応）、ミスがなくなります。つまり、悪循環のループを断ち切ることができるのです。

　相手を変えることを考える前に、まずは、自分が変わることです。指導者である自分が変わることで、初めて、相手が変わってくれるのです。

関係性マップを自責思考で書き換える

```
        相手の行動
       例：ミスをする

相手の認知・反応          自分の認知・反応
例：落ち着いて、          例：自分の指導が
できるまで練習する        不十分だったのかな？

         自分の行動
        例：もう一回、
       やってみようか？
```

🏠ツール２：学習経路グリッド

学習経路グリッドは、実際に起こったことの結果、行動、枠組みをリフレクションしながら、望ましい状態の結果を得るには、どんな枠組みが必要で、行動すべきであったかを考えるツールです（**図表1-9**）。

出来事の全体像を捉えることができるとともに、どのように行動変容すべきかを導き出すことのできるツールです。事前に「うまくいかなかった会話」を書き出しておくとよいでしょう。また、マネジメントトーク・プロセスレコード[9]を作っておくと、記入がスムーズです。

---

9 マネジメントトーク・プロセスレコード：リフレクションのための記録であり、管理者自身のトークや行動を記録したもの。

図表1-9　学習経路グリッド

	枠組み	行動	結果
実際に起こったこと	❹	❸	❷
望ましい状態	❺	❻	❶

〈学習経路グリッドの作り方〉

❁ 「❶望ましい状態の結果」をまず考えて記述します。

❁ 「❷実際に起こったことの結果」→「❸実際にとった行動（会話）」→「❹実施に起こったことの枠組み（前提）」の順に、振り返りながら記述します。

❁ 「❺望ましい枠組み（前提）」と「❻望ましい行動」も記述します。

❁ 実際に相手役とロールプレイを演じて、「❻望ましい行動」を確認します。相手役は、感じたままに自然に演じます。

❁ ペアで「❻望ましい行動」を見つけ記述し、グリッドを完成させます。

❁ 振り返りを経て、改めてどのような話し方ができるか、枠組み、主張、説明、問いかけを考え記入します。記入した内容で再度ロールプレイを実施してみます。

🏠学習経路グリッドはどのように記述していくか　|||||||||||||||||||||||

記述していく順番に沿って、その内容について説明します。

❶ 望ましい状態の結果

事例提供者に何を望んでいたのかを尋ねます。「感じていたこと、関連する有益な結果、マイナスの結果」を考慮します。ここで採用した枠組み（前提）にも注目します。望ましい状態の結果である質の基準として、以下の3点を考慮します。

・その事例の中の対話が直接もたらす結果か？

・事例提供者にとって望ましいものか？

・内容と関係性の双方における望ましい結果が含まれているか？

❷ 実際に起こったことの結果

実際に起こったことの結果については、「感じていたこと、関係性、有益な結果とマイナスの結果」を考慮します。ここでは、次の2点を確認します。

・興奮、情熱、誠実さがあったか？

・その結果は、その事例の中で起こったことか？

❸ 実際にとった行動

話し方の要素（枠組み、主張、説明、問いかけ）を考慮して記述します。ここの枠は「行動」なので、動詞で表現します。「相手が〇〇したとき、●●する」などと、パターンを探して書くとよいでしょう（例：相手が問いかける場合、個人攻撃ととらえて、反撃する）。ここでは、次の3点を確認します。

・行動のパターンを見出したか？

・イメージを喚起する動詞があるか？

・行動と実際の結果との間に明らかなつながりがあるか？

❹ 実施に起こったことの枠組み

実際の行動をとるに至った背景にどのような前提を持たねばならなかったかを問います。そして、矛盾する枠組みを探します。「心で考えていた枠組み、実際

に採用した枠組み」の双方について、事例提供者とともに検証します。ここでは、次の３点を確認します。

- ・矛盾する枠組みがあるか（あるはず）？
- ・その枠組みは、なぜ、実際にとった行動が論理的には完璧な帰結だったかを示しているか？
- ・その枠組みの中には、因果関係につながるロジックがあるか？

❺ 望ましい枠組み

より際立ったものになりうるように、自分が持っている前提を手放し、新たな枠組みを考え、実際の枠組みから大きく転換するとよいでしょう。

※書くのが難しい場合には、先に「❻ 望ましい行動」（次のマス）へ移る（その後、また戻ってくる）。

ここでは、次の２点を確認します。

- ・事例提供者は、実際に望ましい枠組みを持つことが可能だと考えているか？
- ・その枠組みは、異なる行動を明確に示唆しているか？

❻ 望ましい行動

動詞、話し方、望ましい枠組みとのつながりを探し、望ましい結果を考えます。内容から始めてプロセスへと移るとよいでしょう。「迂回するか、命名するにとどまるか、しっかり取り組むか」を検討します。望ましい行動はどのようなものになるかを、２通り以上のロールプレイをして検証します。ここでは、次の３点を確認します。

- ・具体的な行動（実際に話す言葉）が構築されているか？
- ・その行動は、望ましい枠組みと明らかにつながっているか？
- ・その行動が望ましい結果の一部、または、全部につながることは明らかであるか？

この学習経路グリッドは、可視化に加え、望ましい状態を考えることに特徴があります。そして、「望ましい行動（会話）」のロールプレイを第三者とともに演じることが、とても重要です。「自分がこう発言すれば、相手はこう返してくれ

るんだ」という体験ができ、新たな気づきが得られ、その後の行動変容につながりやすくなるのです。

4 組織体制

(1) 必要性を共通認識に

概念化スキルは難しいと考えられがちですが、いったん身に付けると、「これほど管理の質向上に役立つスキルはない」と実感を持てるはずです。そのためには、自院の看護管理者に、「概念化スキルが必要だ」という共通認識を醸成する必要があります。看護管理者の求められるスキルに位置付けるのです。

マネジメントラダーに規定しても、または、管理者に必要なコンピテンシーとして位置付けてもよいでしょう。看護部として、「管理者に持っておいてほしいスキル」と大きく掲げ、研修プログラムに載せ、「管理者全員が概念化スキルという共通言語を持っている状態」を作ることが重要です。

(2) 看護マネジメントリフレクションの常在化

概念化スキルを向上させるには、看護マネジメントリフレクションが有効だと先に書きました。そのリフレクションは、思いついたときに実施するのではなく、常にその場をもつことが大切です。

各自の管理事例を師長会・主任会などを利用し、皆でリフレクションし、コーチングするのです。それぞれの事例を可視化し、氷山モデルを用いて、概念的にとらえることを地道に継続していくことが重要です。

中には、「構造化」が難しいと感じる管理者もいますので、概念化スキル向上を個人に委ねるのではなく、看護部として組織で取り組むことが必要です。マネジメントラダーを設定すると同時に、管理事例検討会を設置するのもよいでしょう。

◀ (3) 屋根瓦方式の勧め

　看護マネジメントリフレクションを活用した概念化スキルの育成は、各部署において、屋根瓦方式[10]で行うとよいと思います。

　各病院でのリフレクションの現状を拝見すると、継続してやってはいるものの、サポート側の力不足は否めません。看護師長は副師長、さらに、副師長や主任はスタッフのリフレクションサポートの役割を担っていたとしても、自身のリフレクション・概念化が不十分なままでは効果的なサポートは望めません。継続して自身の概念化スキルを高めるとともに、指導できる力も付けていきたいところです。

　そのためには計画的で、組織的な仕掛けと仕向けが必要です。先に述べたマネジメントラダー研修などによって、管理者が概念化についてすでに学んでいる病院は、取り掛かりやすいでしょう。他方、マネジメントラダーに組み込んでいない場合は、概念化スキルという「共通言語」をなにがしかの形で持つとよいと思います。看護管理者が、皆で継続的に取り組むことで、看護部が常に学習する組織となり、プロフェッショナルマネジャー集団になっていくと考えます。

10　屋根瓦方式：教えられた人が、次は教える側になり、これを順繰りに行う教育法。すべての看護師が教育に関わることで、能動的に知識・スキルを身に付けることができる。

第 **2** 章

看護管理者の道具箱
〜現場で活用！

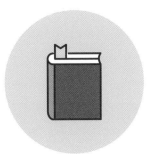

1 マネジメントツールを知り、活用しよう
人材管理・組織管理に使える汎用・頻出マネジメントツール（理論・思考・フレームワーク）ベスト10

　看護管理者の皆さんは、認定看護管理者教育課程や管理者研修などで、多くのマネジメントツール（理論・思考・フレームワーク）を学んでこられたことと思います。ツールとは、道具です。道具は使うためにあります。

　そのツールを看護管理の現場でうまく使いこなしているでしょうか？

　理論と実践がつながってこその学びですが、うまく現場で活用できていない方もいらっしゃるのではないでしょうか？

　現場での管理実践において発生した問題の原因を探るために、概念化を行います。本質を捉える過程においては、「見えないものを把握する」ために、分析を行います。その際には、これまで学んだ理論・思考・フレームワークを使う必要があります。

　おそらく、意図的に、または、無意識に使っているとは思いますが、第2章では、改めて「概念化を行う際に必要なマネジメントツール」を10個選び出し、「看護管理者の道具箱」として、いつでも使えるように紹介したいと思います。なお、ベスト10と称しましたが、10個のツールに順位はありません。

2 マズローの欲求5段階説

◀ (1) スタッフマネジメントに活用できるマズロー理論 ▶

　アブラハム・H・マズローの欲求5段階説は、誰もが一度は学んだ理論です。看護職であれば、看護学生の時に学んでいるはずです。その際には、「呼吸、食事、健康など人間が持つニード」などと学んだのではないでしょうか。実は、この理論は、スタッフのマネジメントにも大いに活用が可能です。患者さんだけで

はなく、スタッフも、「人は、欲求によって行動する」ので、ある意味、当然ともいえますが、うまく活用できているでしょうか？

　以前、ある看護管理者に「マズローが唱えた５つの欲求を言ってみてください」と質問すると、なかなか、答えが出てきませんでした。断片的には覚えていても、正確に記憶している人が意外と少ないのかな、という印象です。

　ご存じの通り、５つの欲求とは「生理的欲求、安全の欲求、帰属の欲求、承認欲求、自己実現の欲求」を指します（**図表2-1**）。これらの欲求を頭において、病院・看護部の管理者として、スタッフを対象にこの理論を使うことで、人材管理がうまくいくことが多いのです。

　スタッフ対象の場面ですので、日々の指導や面談時に活用可能ですから、とても活用機会の多い理論といえます。看護管理者の皆さんには、管理・指導・面談場面では常に念頭に置いていただきたい理論です。

図表2-1　アブラハム・H・マズローの欲求５段階説

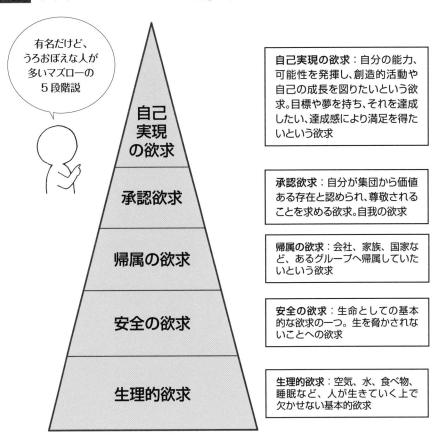

有名だけど、うろおぼえな人が多いマズローの５段階説

自己実現の欲求

承認欲求

帰属の欲求

安全の欲求

生理的欲求

自己実現の欲求：自分の能力、可能性を発揮し、創造的活動や自己の成長を図りたいという欲求。目標や夢を持ち、それを達成したい、達成感により満足を得たいという欲求

承認欲求：自分が集団から価値ある存在と認められ、尊敬されることを求める欲求。自我の欲求

帰属の欲求：会社、家族、国家など、あるグループへ帰属していたいという欲求

安全の欲求：生命としての基本的な欲求の一つ。生を脅かされないことへの欲求

生理的欲求：空気、水、食べ物、睡眠など、人が生きていく上で欠かせない基本的欲求

◀ (2) 組織管理・人材管理への活用

　病院職員、看護部・部署の一員という観点から見れば、看護スタッフは組織の一員であることから、5段階の下からの3つの「生理的欲求」「安全の欲求」「帰属の欲求」までは、おおむね満たされていると考えてよいでしょう。

　組織管理・人材管理の側面でいえば、その上の欲求、「承認欲求」「自己実現の欲求」に着目します。なかでも一番活用可能なのが「承認欲求」です。

　看護部スタッフに限らず、労働者にとって、「人に認めて欲しい」という欲求は、かなり大きなものとしてあり、かつ、誰にも存在すると考えてください。新人であろうが、中堅・ベテランであろうが、常に、どんなときであっても「自分のことを見て欲しい、分かって欲しい、認めて欲しい」と思っているのです。管理者には、特に、このことを十分に意識してマネジメントすることが求められます。

◀ (3) 中堅・ベテラン看護師には

　マズロー理論の活用において、特に注意すべきは、中堅看護師、ベテラン看護師です。

　卒後5年目くらいから一人前として動けるようになり、何不自由なく業務が実践できるようになると、管理者は「できて当たり前」と見なして、あまり声かけをしなくなります。中堅・ベテランより、スキルがおぼつかない新人や若手スタッフばかりに目が行き、中堅・ベテランへの声かけが少なくなるのです。しかし、中堅・ベテランも人間である以上、「承認欲求」を持ち合わせています。また、看護スキルが高いことで、難易度の高い業務も難なく、黙って、短時間でさらりとこなせてしまいます。はた目からは大変そうでなく、普通に見えるので、管理者としては、「問題なし」と、声かけのタイミングを逸してしまいがちなのです。「彼女なら任せて大丈夫」と、あまり声かけしなくなると、「放任」になってしまいます。

　放任が続くと、やがて、中堅・ベテランに、「看護師長は、ぜんぜん私のことを見てくれない、分かってくれていない」という意識、「不満」が芽生えてきます。

　不満とは、「満たされず」の意味です。承認欲求が満たされず、放任され続け

ると、不満が「不信」に変わっていきます。そして、管理者に対して、「自分に興味がない管理者はダメ」とばかりに、「怒り」を持つようになってしまうのです。中堅・ベテランにこそ、「質の高いケア実践」を認めて、承認欲求を満たすべきなのです。

⑷ スキルが不十分な若手看護師には

承認の種類としては、「結果承認」ばかりでなく、「存在承認」もあります。

若手スタッフで、スキルが十分ではなく自己評価の低い（能力なし・意欲なし）看護師については、結果を承認できないケースが多いため、存在承認が有効です。

管理者が「うちの部署は、あなたがいるだけで、とても助かっている」と伝えるだけで、スタッフは、存在欲求が満たされ、モチベーションが上がるのです。「能力が低く、意欲がない」というカテゴリーにある看護師の存在承認は、モチベーションに直結しますので、重要な行為です（**図表2-2**）。

図表2-2　モチベーションを高める「存在承認」

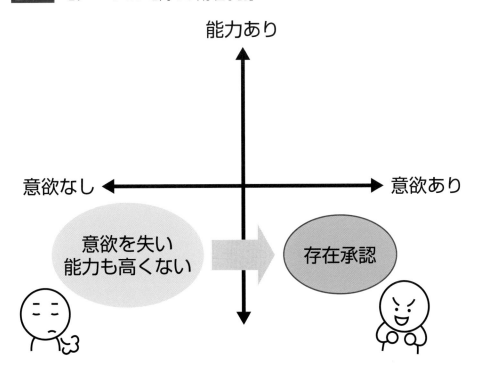

◀ (5) 能力も意欲も高い看護師には

　若くて能力があって、意欲もあって、という看護スタッフにはどうでしょう。特に何も言うことはないと思っていませんでしょうか？

　バリバリとなんでも進んでやってくれて、管理者としては助かり、頼もしい存在です。他のスタッフからも一目置かれる感じになっています。しかし、このカテゴリーのスタッフにも、当然ですが、「承認欲求」はあります。承認欲求が満たされないと、やがてモチベーションが下がり、「能力あり・意欲なし」のゾーンに入ってしまいます（**図表2-3**）。

　優秀で意欲があるスタッフには、先手を打って、キャリアビジョン[1]についての面談を実施することをお勧めします。意欲が高いスタッフは、常にキャリアアップを目指しています。「自分のスキルを伸ばしたい」といつも考えているのです。

　本人に任せたままで、管理者によるキャリアビジョンの面談がないと、「もうこの部署（病院）では自分のキャリアやスキルを伸ばせない」と考え、他病院への転職を決めてしまうかもしれません。面談時、目標管理制度[2]を活用して、役割付与などもしながら、キャリア開発につなげていくとよいでしょう。

1　キャリアビジョン：仕事や人生において、「こうなりたい」と思う、理想的な将来展望を示す言葉。3年後、5年後の理想像を具体的に描いていったりする。

2　目標管理制度：スタッフ本人に個人の目標を決めてもらい、目標の達成度などによって人事評価を決めるマネジメント手法。

図表2-3　モチベーションを高める「存在承認」

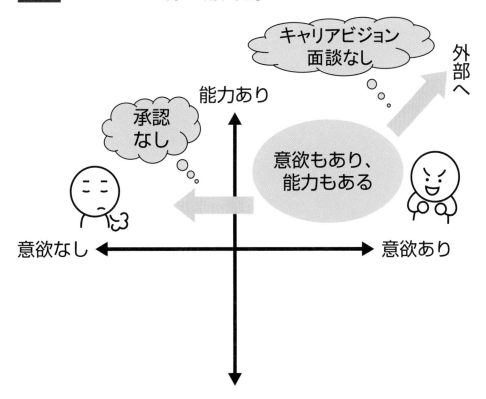

⑹「承認欲求」が満たされないことで起こる弊害

　上司や先輩からの「承認欲求」が満たされないと、スタッフはどうするでしょうか？

　マズローの5段階説でいえば、一つレベルを落として、「帰属の欲求」をより確かなものにしようと行動するのです。部署の一員であることを確認しようと、同期メンバーで話したり、インフォーマルグループで集まったりして、帰属の欲求を満たそうとします。これは、上司からの承認欲求が満たされていないことの裏返しですから、普段から注意が必要です。

　このように、マズローの欲求5段階説は、いつも皆さんの「看護管理道具箱」に入れておいて、すぐに取り出せるようにしておくと、重宝します。面談時や指導時はもちろん、日々の声かけ、目標管理の運用にと、幅広い場面に役立つツールと言えます。

3 リーダーシップ理論

◀ (1) リーダーシップ理論の概要

　リーダーシップについて、看護管理者の皆さんは、これまで、数多くの理論を学ばれたと思います。歴史的には、ホーソン工場のホーソン実験[3]から「人間関係論」が成立し、人間関係論から「動機づけ理論」と「リーダーシップ理論」が生まれています（**図表2-4**）。

図表2-4 「リーダーシップ理論」誕生の系譜

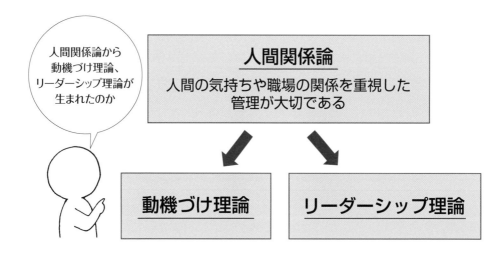

　リーダーシップは、ある目的を達成させるために、①他の人に影響を与える、②動機付けを行う、③方向付けを行うものです。「与えられた状況下で、目標達成に向けて、個人、または、集団の活動に影響を及ぼすプロセス」と言えます。

3　ホーソン実験：1930年前後にアメリカのウェスタン・エレクトリック社のホーソン工場で行われた生産性の実験。作業能率の向上には労働の物的環境の要因だけでなく、人間関係が大きく関わることが示された。後の「人間関係論」の基礎となった。

　リーダーシップ理論は、学者・研究者の数だけ理論があると考えてよいでしょう。一方で、タイプ分けなどを細かく見ていくと、同じスタイルを挙げている理論もあります。

　リーダーシップ理論は、時代の変化とともに、新たな理論が提唱されており、近年では、サーバントリーダーシップ[4]や変革型リーダーシップ[5]が比較的新しい考え方でしょう。

　管理者としては、新しいリーダーシップ理論がどうかとか、どの理論が良いとか悪いとかではなく、それぞれタイプの特徴を知り、マネジメントツールとして使い分けることが大切だ、と考えます。

　ジェニングスによると、過去、50年にわたる研究をもってしても、「リーダーと非リーダーとを識別できる一個の性格特性、または、その組み合わせを確認することはできなかった」とされています。すなわち、「管理者が自身の持っている行動パターンを状況変化に適合させることが必要だ」と考えなければなりません。

　リーダーシップ理論も、管理者の道具として、状況や対象者によって、使いこなす意識で見ていただくとよいでしょう。

　もちろん、自分の通常のスタイルを知ることは、何より大切です。自分を知ることは、概念化する場面だけではなく、マネジメントでも重要です。

　そのため、種々のリーダーシップ診断を、筆者が行う概念化スキル研修でも必ず実施しています。管理者は、各種診断もやりながら、自分の通常時のタイプを知り、場面や状況、対象者によって使い分けられるよう、リーダーシップ理論という道具を使いこなしていただきたいのです。

　代表的なリーダーシップ理論を挙げました（**図表2-5**）。簡単に紹介します。

4　サーバントリーダーシップ：1970年にアメリカのロバート・K・グリーンリーフが提唱したリーダーシップ哲学。「サーバント」は「召使い」のこと。「（召使いのように）部下に奉仕することがリーダーの役割とする。

5　変革型リーダーシップ：「生き残りのために企業を変化させることができるリーダーシップ」のこと。アメリカのミシガン大学ビジネススクール教授のノール・M・ティシーが1986年に提唱した。

リーダーシップ理論	リーダーシップスタイル
ＳＬ理論	指示的
	説得的
	参加的
	委任的
レヴィンのリーダーシップ類型	専制型
	民主型
	放任型
ＰＭ理論 Ｐ＝パフォーマンス（成果） Ｍ＝メインテナンス（維持）	ＰＭ型
	Ｐm型
	ｐＭ型
	ｐm型
ＥＱリーダーシップ	強制型
	ビジョン型
	関係重視型
	民主型
	先導型
	コーチ型
サーバントリーダーシップ	傾聴、共感、癒やし、気づき、説得、概念化、先見力、スチュワードシップ、他者の成長へのコミット、コミュニティーづくり
変革型リーダーシップ	リーダーの掲げるビジョン

● ① SL 理論 ‖‖

ハーシィとブランチャードによって、1977年に提唱されたリーダーシップ理論がSL理論（Situational Leadership Theory）と名付けられた条件適応理論です。「スタッフの成熟度により有効なリーダーシップスタイルが異なる」という前提に立つものです。

SL理論では、縦軸をタスク（仕事）志向（リーダーがどの程度まで指示をし、細かく指導するのか）、横軸を人間志向（どの程度コミュニケーションを取り、サポートするのか）の強さとして4象限に分けられており、それぞれの状況での有効なリーダーシップ（指示決定の指導の強弱、説得・参加型スタイルなど）をどう取るかが示されています（**図表2-6**）。

図表2-6　状況に合わせたリーダーシップを取るSL理論

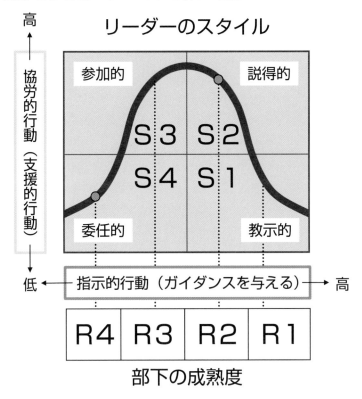

SL理論においては、部下の成熟度のレベル（R1が未成熟、R2がやや未成熟、R3がやや成熟、R4が成熟）により、次のように有効なリーダーシップが規定されます。

S1：教示的リーダーシップ

　　具体的に指示を行い、仕事の詳細まで監督する

　　（タスク志向が高く、人間関係志向の低いリーダーシップ）

　　　→部下の成熟度が低い場合に有効

S2：説得的リーダーシップ

　　リーダーとしての考えを伝え、疑問に対して応える

　　（タスク志向・人間関係ともに高いリーダーシップ）

　　　→部下が成熟度を高めてきた場合に有効

S3：参加的リーダーシップ

　　意思決定をサポートし、自分で決められるように仕向ける

　　（タスク志向が低く、人間関係志向の高いリーダーシップ）

　　　→さらに部下の成熟度が高まった場合に有効

S4：委任的リーダーシップ

　　権限や責任を委譲し、仕事遂行の責任をゆだねる

　　（タスク志向・人間関係志向ともに最小限のリーダーシップ）

　　　→部下が完全に自立性を高めてきた場合に有効

　新人であれば、S1、一人前になってS2、中堅はS3、ベテランスタッフやスペシャリストはS4というように、スタッフの成長段階に応じてリーダーシップを使い分けていこうとするのがSL理論です。S4は、委任的リーダーシップですが、「放任」になってしまわないよう注意するのがポイントです。

🔒 ②レヴィンのリーダーシップ類型 ||||||||||||||||||||||||||||||||||||

　リーダーシップ類型とは、アメリカの心理学者クルト・レヴィンがアイオワ大学で行った実験に基づいて、リーダーシップのタイプを専制型・放任型・民主型の3つに分類したもので、リーダーシップ行動論の一つです。レヴィンは、3つのタイプのなかで、民主型リーダーシップが作業の質・作業意欲・有効な行動等の点で最も有効である、と結論づけています。

　専制型のリーダーシップは、短期的には他の類型よりも仕事量が多く、高い生産性を得ることが可能です。しかし、長期的には、メンバーが相互に反感や不信

感を抱くようになり、効果的ではありません。一方、民主型のリーダーシップは短期的には専制型リーダーシップより生産性が低いものの、長期的には高い生産性を上げることができます。メンバー間には友好的な雰囲気が生まれ、集団の団結度が高くなります。放任型のリーダーシップは、組織としてのまとまりに欠け、メンバーの士気は低くなり、仕事の量・質も低くなる傾向があります。

③ PM 理論

　PM理論は、日本の集団力学の先駆者である、社会心理学者三隅二不二（みすみ・じゅうじ）氏が提唱した理論です。リーダーシップは、P機能（Performance：目標達成能力）とM機能（Maintenance：集団維持能力）の2つの能力要素で構成されるとし、PM理論を唱えました。P機能は、目標設定や計画立案、メンバーへの指示などにより目標を達成する能力です。簡潔に表現すれば、成果をあげるためのリーダーシップと言えます。M機能は、メンバー間の人間関係を良好に保ち、集団のまとまりを維持する能力です。これを一言で表せば、調和をもたらすためのリーダーシップです。この2つの能力の大小によって、4つのタイプ（PM型、Pm型、pM型、pm型）に分類されます。大文字のP、Mが機能が高く、小文字のp、mは低いため、PとMが共に高い状態（PM型）が望ましい、とした理論（**図表2-7**）です。

図表2-7　2つの能力要素でリーダーシップが構成されるPM理論

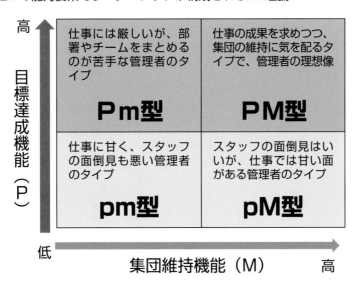

⌂ ④サーバントリーダーシップ ||||||||||||||||||||||||||||||||||||||||

　ロバート・グリーンリーフが提唱した、「リーダーである人は、まず相手に奉仕し、その後相手を導くものである」というリーダーシップ哲学から導き出されたのがサーバントリーダーシップです。サーバントとは、使用人、奉仕者といった意味です。

　サーバントリーダーシップを実行するリーダー —— サーバントリーダーは、奉仕や支援を通じて周囲から信頼を得て、主体的に協力してもらえる状況を作り出すと定義しています。支配的リーダーの対極と言えるでしょう。

　サーバントリーダーの10の特性として、①傾聴、②共感、③癒し、④気づき、⑤説得、⑥概念化、⑦先見力、⑧スチュワードシップ（受託責任）、⑨他者の成長へのコミット、⑩コミュニティーづくりが挙げられます。また、サーバントリーダーシップを発揮するには、概念化スキルが必要であるとも述べています。

　具体的には、最前線で活動している、リーダーの下で仕事をするフォロワー（部下）の実践を支えるために、この特性を活用するとしています。例えば、働きやすい職場環境づくり、仕事に必要な資源の調達、健康への気遣い、事故の回避などが挙げられます。サーバントリーダーシップは、言い換えれば、相手の利益に資するリーダーシップといえます。旧弊な支配型のリーダーシップからは大きな違いがありますが、リーダーは部下に奉仕すると考えれば、理解しやすいかもしれません。

⌂ ⑤変革型リーダーシップ ||||||||||||||||||||||||||||||||||||||||

　ジョン・P・コッターのリーダーシップ論は、代表的な変革的リーダーシップ理論の1つで、1988年に発表されました。コッターはリーダーシップとマネジメントの違いについて主張し、変革の時代に必要なものはリーダーシップである点を強調しています。ここでは、マネジメントとは、既存の組織・システムにおいて課題を達成する能力であり、一方、リーダーシップとは変革を実現する能力とされます。

　変革を実現するためのリーダーシップにおける最も重要な要素を、「リーダーの掲げるビジョン」であるとし、変革を実現するための8段階を提唱していま

す。ここから、変革の8段階のプロセスとも呼ばれます。さらに、リーダーの特性やスキルにも焦点を当て、リーダーに必須の能力として「対人態度」と「高いエネルギーレベル」を挙げています。

🔒 ⑥ EQ リーダーシップ |||||||||||||||||||||||||||||||||||||||||||||||||||||||||

EQの考え方を提唱したのは、心理学者のダニエル・ゴールマンです。EQという言葉になじみのない読者の方も少なくないと思います。IQという言葉は聞いたことがあるかと思います。IQのIはインテリジェンスの頭文字ですが、このインテリジェンスのIをE、すなわち、エモーショナルに変えたのがEQです。日本では、EQを「こころの知能指数」と訳しています。

EQリーダーシップは、「こころ」という言葉が示すように感情のレベルに働きかけるリーダーシップのことで、人の心を動かす、人の情熱に火をつけることで、行動を変えようとするリーダーシップです。EQリーダーシップにおいては、感情を上手に管理し利用することで、「前向き」な感情を生み出すことを主眼としています。「明るい」「喜び」「楽しい」「意欲的な」「安らぎ」「やる気」といった積極的な感情は前向きな思考につながり、それは前向きな行動を生み、成果に結びつけることができるのだとしています。

EQリーダーシップのスタイルは、次ページのように強制型、ビジョン型、関係重視型、民主型、先導型、コーチ型の6種類に大別することができます。

	強制型	ビジョン型	関係重視型
リーダーシップスタイル	即座に服従することを要求する	ビジョンに向けてスタッフを動かす	調和を生み出し、感情的な絆を結ぶ
リーダーの手法	「私の言うとおりにして」	「私の目指す方向に行こう」	「人間関係が第一」
具体的行動例	・部下の意見を取り入れず、何をすべきかについてのみ明確な指示を与える ・部下が素直に従うことを期待している ・厳しくコントロールし、常に詳細な報告を求める ・上手くやれないことに否定的で、矯正的なフィードバックや対応(嘲笑・悪口)を行う ・やったことプラス評価するより、やらなかったことにマイナスの評価を与えることで部下を方向付ける	・組織の展望と方向性を考え、それを明確にしていくことに責任を持っている ・権威に溺れることなく、目標を達成するための展望や方法について部下の意見を聴く ・部下や部署(病院)にとって長期的な利益になることについて、やるべきことや方針の意味をわかりやすく説明している ・肯定的・否定的両面のフィードバックをしている	・部下と友好的な関係が最も重要であると考えている ・明確な方針、目標、基準をあまり重要視しない ・部下の雇用の確保、福祉、幸せを考える ・あつれきを避ける ・業績と同じくらい個人の性格的な事柄をほめたりする ・処罰をすることはほとんどない
最も効果的な場合	・一方的な指示がふさわしい職務 ・比較的単純な業務 ・緊急時、上司として部下以上の情報を持っている場合 ・指示・命令に従わないと問題が生じる場合	・変革が必要な場合や、新しいビジョン、明確な指示・基準が必要な場合 ・上司がエキスパートあるいは権威者であると認知されている場合	・業務が肯定的で、業績も良好な場合 ・個人的援助や相談を行う場合 ・多様で対立するようなグループや個人を協調的に仕事に取り組ませる場合
効果がない場合	・複雑な業務を行う場合 ・指示命令型スタイルが長期にわたり継続する場合 ・自分で仕事を計画し、結果の把握もでき、やる気のある部下に対しての場合 ・主体的かつ革新的な職務で、有能で経験豊富な部下やスペシャリストが対象の場合	・上司が信頼できると認められていなかったり、部下に同等あるいはそれ以上の経験や知識がある場合 ・自律的なチームや参画型意思決定を促進していこうとする場合	・業績が芳しくない場合 ・明確な指示や統制が必要となる緊急時や、複雑な状況の場合 ・部下が個人的な関係よりも仕事や業績を重視している場合

	民主型	先導型	コーチ型
リーダーシップスタイル	参加を奨励して合意を生み出す	高い業績基準を設ける	人を育てる
リーダーの手法	「みんなの意見はどうか」	「さあ、私についてきて」	「これをやってみない?」
具体的行動例	・部下の持っている能力を信じている ・部下を意思決定プロセスに参画させ、合意によって決断して行く ・会議を頻繁に開催し、意見を聞く	・高い要求水準を持ち、部下に自己管理を期待する ・実施例やモデルを部下に示し、引っ張っていく ・部下より自分のほうが仕事ができると思っており、任せることには抵抗がある ・部下ができないときは、責任を取り上げ自分でやってしまったり、指示命令スタイルをとる ・業績の悪い部下には同情しない	・部下各自の目的に沿って、長所・短所を見いだせるように支援する ・能力開発の目標を長期的に考えるように奨励する ・フィードバックを行い、部下の成長を促すだけでなく、論理的な根拠に基づいて指導する ・現在の業績よりも将来の成長を重視することもある
最も効果的な場合	・部下が有能で、上司と同等、あるいはそれ以上の情報や知識を持っている場合 ・部下が自立的な行動で調整しなければならない場合	・部下が有能かつ意欲的で、指示する必要がさほどない場合 ・自分自身がある領域のエキスパートであったり、個人的な貢献が求められている場合 ・即座の結果を求める場合 ・自分と同じように部下を育成したい場合	・部下が自分の現在の業績と理想するレベルに格差があると認めている場合 ・部下が主体的、革新的でより高いレベルになりたいと考えている場合
効果がない場合	・緊急時で、迅速な決定や明確な方針が必要な場合 ・部下の職務遂行能力が低く、必要な情報も不足し、密接な指導が必要な場合	・上司が自分一人では仕事の処理ができないほど、組織が大きくなり、複雑になった場合 ・部下が指示や育成を必要としている場合	・リーダーに専門性が不足している場合 ・部下がもっと短期的指示や対策を求めている場合 ・緊急時の場合

　表を見てわかる通り、どのタイプにも「最も効果的な場合」と「効果がない場合」の両方があることがわかります。ということは、すべての場面に通用する万能型のリーダーシップなどは存在しないということです。

　すなわち、状況に応じて、対象者に応じて、管理者（リーダー）のほうが、場面場面でリーダーシップスタイルを使い分ける必要があるのです。これは、EQリーダーシップスタイルだけでなく、すべての理論にあてはまると考えて良いでしょう。管理者は、まずは、さまざまなタイプを知り、それぞれの特性を理解したうえで状況を俯瞰し、リーダーシップスタイルを使い分けられるようにしてください。

4 動機づけ理論

　動機づけとはよく耳にする言葉ですが、目的や目標などのある要因によって行動をおこし、それを持続させる心理的過程を表す心理学用語です。最近では、モチベーションといったほうが通じやすいかもしれません。これは、内部の生理的欲求が要因となって行動を起こす「動因」（内発的動機づけ）と、外部からの要因によって行動を起こす「誘因」（外発的動機づけ）の2つによって成立すると言われています。

　読者のみなさんも頷かれると思いますが、人が行動を起こすには、「納得」した状態（**図表2-8**）が必要です。もちろん、看護師長などといった職位によるポジションパワーで人を動かすことも可能ですが、その場合は、同時に「やらされ感」が生じてしまいます。パワーを使って人を動かすことが常態化してしまうと、管理者（リーダー）とスタッフの間に信頼関係が構築されません。管理者は、相手が納得できるよう働きかけることが必要なのです。

　動機づけ理論は、人間関係論から分かれて誕生したものです。この章の冒頭で紹介したマズローの欲求５段階説も動機づけ理論の一つです。ここでは、動機づけ理論に分類される、そのほかの３つの理論について、紹介します。

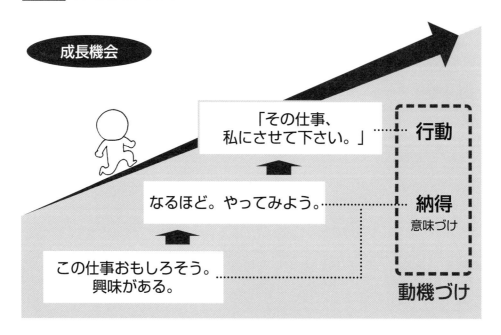

成長機会

「その仕事、
私にさせて下さい。」 ……… 行動

なるほど。やってみよう。……… 納得
意味づけ

この仕事おもしろそう。
興味がある。

動機づけ

(1) XY 理論

　ＸＹ理論とは、1950年代後半にアメリカの心理・経営学者ダグラス・マクレガーによって提唱された人間観・動機づけにかかわる２つの対立的な理論のことです。マズローの欲求５段階説をもとにしながら、「人間は生来怠け者で、強制されたり命令されなければ仕事をしない」とするＸ理論と、「生まれながらに嫌いということはなく、条件次第で責任を受け入れ、自ら進んで責任を取ろうとする」Ｙ理論とがあるとして、その理論（**図表2-9**）を構築しています。

　Ｘ理論においては、マズローの欲求５段階説における低次欲求（生理的欲求や安全の欲求）を比較的多く持つ人間の行動モデルで、命令や強制で管理し、目標が達成できなければ処罰といった「アメとムチ」によるマネジメント手法となります。

　Ｙ理論においては、マズローの欲求５段階説における高次欲求（帰属の欲求・承認欲求・自己実現の欲求）を比較的多く持つ人間の行動モデルで、魅力ある目標と責任を与え続けることによって、従業員を動かしていく、「機会を与える」マネジメント手法となります。

図表2-9　ダグラス・マクレガーのXY理論

X理論	（1）労働は、元来大多数の人にとっていやなものである （2）大多数の人には野心がなく、自ら責任を取りたがらず、また命令をされることを好む （3）大多数の人は、組織的問題を解決するだけの創造性はない （4）動機付けは、生理的レベルと安全・安定レベルでのみ発生する （5）大多数の人は厳格に統制されるべきであり、また組織の目標を達成するよう強制されるべきである
Y理論	（1）条件が整えば、労働は遊びと同じく自然なものである （2）組織目標を達成するには、自己啓発が不可欠である （3）組織問題を解決する為の創造力は誰もが持っている （4）動機付けは、生理的レベルと安全レベルでのみでなく、親和、自己実現レベルも見られる （5）人々は、適切に動機付けられれば、仕事に対し自律的であり、創造的である

（2）二要因理論（動機付け・衛生理論）

　二要因理論(動機付け・衛生理論）とは、アメリカの臨床心理学者、フレデリック・ハーズバーグが提唱した職務満足および職務不満足を引き起こす要因に関する理論です。人間の仕事における満足度は、ある特定の要因が満たされると満足度が上がり、不足すると満足度が下がるということではなく、「満足」に関わる要因（動機付け要因）と「不満足」に関わる要因（衛生要因）は別のものであるとする考え方です。

　スタッフの動機付けは、管理者にとって大きなテーマです。新しいことを進める際、また、役割を任じる際、動機付けが重要になってきます。

図表2-10　ハーズバーグの二要因理論

動機付け要因 （内的要因）	・満たされると満足する ・不足しているからといって不満につながるわけではない	やりがいのある仕事、 達成感、責任感、 自分の成長、承認 など
衛生要因 （外的要因）	・不足すると不満足が生じる ・必要以上に増やしても満足につながらない	環境、給料、就業条件、 会社の方針、人間関係、 コミュニケーション、 マネジメント など

◀ (3) 役割理論

　役割とは、集団の中での他者との関わりにおいて、相互に期待されている行為のパターンのこと（対人的な役割）を指します。役割を個人と社会を媒介する中核概念と位置づけ、役割を通して社会構造と人間行為を解明していこうというアプローチを役割理論といいます。

　看護管理においては、組織管理だけでなく、人材育成の手法として活用されます。役割を与えることで、確実に動機づけができます。プリセプターや委員などの役割を任じ、その役割からの行動を期待します。また、役割を任じられたスタッフは、そこから個人目標を設定してくるはずですから、目標管理制度とも連動しています。役割は、役職・役目・役務に分類できます。それぞれの内容は、少しずつ異なりますので、詳しくは**図表2-11**をご覧ください。

図表2-11　役割理論と看護師の職務役割

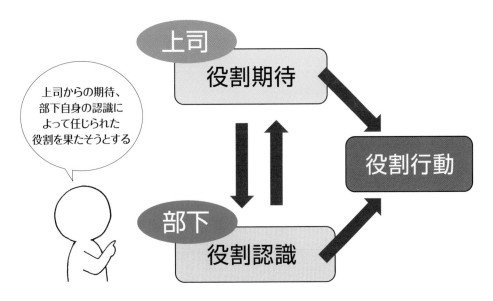

組織における看護師の職務役割

職務役割	役割の考え方	例
役職	組織の人事制度に位置付けられた役職	看護師長、副師長、主任
役目	組織において管理者がスタッフに任ずるもの	チームリーダー、サブリーダー、プリセプター、臨床実習指導者、接遇委員、物品係
役務	組織員が分担または協働して行うべき職務	担当する業務。職務

5 クオリティマネジメント理論
～構造・過程・結果

(1) 医療の質の評価軸

　医療の質は、「構造（Structure：ストラクチャー）」「過程（Process：プロセス）」「結果（Outcome：アウトカム）」の３つの側面から評価されます（**図表2-12**）。

　この考え方は、アメリカの医療経済学者ドナベディアンが提唱したもので、現在も広く用いられています。

　「構造」は、医療が提供される条件を構成する因子で、施設・設備などの物的資源や、医師や看護体制など人的資源がどれだけ整っているかを見るものです。

　「過程」は、看護、診断、治療、リハビリテーションなど、専門家によって行われる医療活動、および、特に患者や家族の医療への参加などを見ます。

　「結果」は、提供された医療に起因する個人や集団における変化（望ましいもの、望ましくないものを含む）であり、具体的には、健康状態の変化、患者が得た将来の健康に影響を及ぼしうる知識の変化、将来の健康に影響を及ぼしうる患者、または、家族の行動の変化、医療、および、その結果に対する患者や家族の満足度となります。

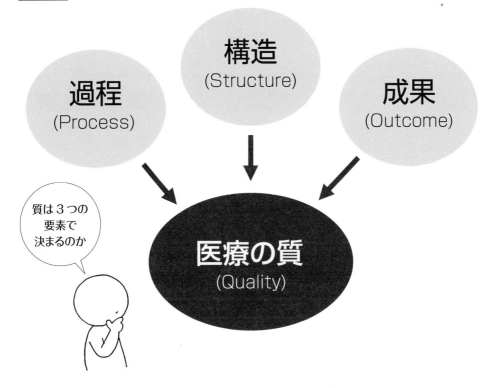

図表2-12　医療の質を評価する３つの要素

> 質は３つの
> 要素で
> 決まるのか

(2) 看護管理現での活用

　この枠組みは、医療の質だけでなく、看護管理現場におけるさまざまな場面で活用が可能です。特に活用していただきたいのは、「目標管理」です。

　皆さんも実施されていると思いますが、組織においては、部署目標の立案が求められます。その目標は、内容によって、「①構造に関わるもの」「②過程に関わるもの」「③成果に関わるもの」と３つに分類されるのです。

　たとえば、これまでチームナーシングだったものを、PNS（パートナー・ナーシング・システム）という新たな看護方式を取り入れようとするとします。

①「構造」に関わるもの

　スタート時は、まず、PNSという形を作ろうとします。「PNS制度の全体プラン、枠組みを導入する、ペアを作る」という形の段階です。家に例えると、基礎を作り、柱を建て、骨格を作る段階です。これが、「構造」です。

② 「過程」に関わるもの

　形ができたら、実践です。形だけあっても、PNSは動きません。「さまざまなルールを作る、仕組みを作り上げ、実践する」のです。家作りだと、内装や家電設置、庭の整備、生活ルールを取り決めるというところでしょうか。これが「過程」といえます。ルールや、構造を活用するしくみができあがってはじめて、PNSが稼働しはじめます。

③ 「成果」に関わるもの

　稼働した結果が「成果」です。PNSを導入したことで、「インシデントが減った、新人が良く育つようになったなどの結果」が出てきます。

　組織においては、常に成果を求められますが、成果はいきなり出てきません。まずは、枠組みをつくり、しくみを作って活動の精度を上げていく段階が必要です。過程の質が高まってはじめて、成果につながっていくのです。

　問題発見・解決場面においても、この考え方は有効です。「構造に問題があるのか、それともプロセスに問題があるのか」などと検証することが可能です。

6　他責思考・自責思考

◀ (1) 他責思考の諫め

　他責思考は、「問題の責任の所在を自分以外に求める思考法」のことを言います。端的に言えば、何かが起こった時に他者の責任にして責任逃れをする思考法です。管理者は、スタッフのできないところが目につきます。だから、よほど注意をしないと、他責に走りがちになります。

　概念化スキルを活用する看護管理者にとって、他責でマネジメントすることはありえません。ただ、頭でわかっていても、他者を受容できず、事態を客観視できず、自分を正当化してしまう管理者は、結構存在します。

◀ (2) 自責思考の勧め

　管理者の役割と責任は、大きく２つあります。部署の成果を出すことと、人を育てることです。とりわけ、人材に関することは、絶対に他責にはできません。現場で問題が発生した際、管理者がそれをスタッフのせいにしても、永久に問題は解決しないのです。

　管理者は、自分のマネジメント（管理・指導）の結果がスタッフや部署に現れるという事実を十分に自覚しておく必要があります。その自覚をすれば、自責思考が問題解決の決め手になることが分かります。

　自責思考は、「何か問題やトラブルが起こったときに、自らに原因があると考え、自らの改善を試みる思考法」です。自責思考の人はミスを起こしてしまったとき、次に同じ失敗をしないように自分の行動を振り返り、改善することを主として考えます。

俯瞰的思考力・メタ認知力

◀ (1) 広く大きく捉える「俯瞰的思考力」

　俯瞰とは、高いところから見下ろすことです。広く、全体を、鳥のように空から見下ろす（鳥瞰）イメージです。つまり、俯瞰的思考は、起こっている事象を広く大きく捉える思考であり、管理者のマネジメント力に欠かせないスキルといえるでしょう（**図表2-13**）。

俯瞰思考力	
一言で言うと	全体から考える
メリット	・思い込みを排除し、コミュニケーションの誤解を最小化する ・ゼロベース思考を加速する
プロセス	①全体を俯瞰する ②切り口を選択する ③分類する ④因数分解する ⑤再度、俯瞰してボトルネックを見つける
キーワード	・誰もが共有できる座標軸で語る ・全体を俯瞰してから部分へ視点を移動させる ・適切な切り口（軸）を設定する ・もれなくダブりなく分解する

(2) 自分自身の認知状態を客観視する「メタ認知力」

メタ認知力は、自分自身をもう一人の自分が俯瞰的に見るというイメージであり、自分が気づいていない領域までを見通すことができる能力です（**図表2-14**）。

もう少し細かくいえば、自分が考えたり、感じたりしていることを、すなわち、自分が認知している状態を、客観的に認知するという認知力であり、自分の考えや感性を、コントロールし、さらに冷静な判断ができる状態になることを目指します。これも、管理者の概念化スキルになくてはならない力と言えます。

物事を広く大きく捉える「俯瞰的思考力」、自分自身の思考や感性を客観的に捉えコントロールする「メタ認知力」で、概念化スキルに磨きがかかります。

図表2-14　メタ認知力で、気づいていない領域まで認知する

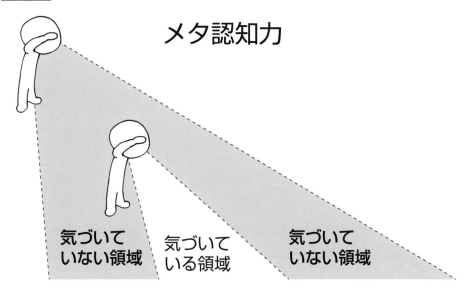

メタ認知力

気づいて
いない領域

気づいて
いる領域

気づいて
いない領域

8 批判的思考
（クリティカルシンキング）

◀(1) 看護管理の手法を変える必要性

　今まで行っていた管理の手法が通用しなくなり、問題が発生することがあります。批判的思考（クリティカルシンキング）は、その際に、とても有効な思考法です。

　管理現場で、何年も同じやり方で業務を行っていると、いつか、通用しなくなるときが来ます。なぜなら、時代とともに、看護現場を取り巻く環境が大きく変化しているからです。

　近年における大きな環境変化は、「地域包括ケアシステム」でしょう。大きく舵を切った日本の医療環境の変化に、現場は適合しているでしょうか？

　ご存じのように、地域包括ケアシステムでは、退院支援、多職種との連携、地域との連携などが、より求められるようになりました。ところが、病院・看護の

現場が変わらずに、これまでと同じ内容で看護業務を続けていたら、どうでしょうか？

退院後の生活支援や意思決定支援が求められているのに、教育プログラムを変えずに、前と同じだったらどうでしょうか？

当然ですが、うまくいくはずがありません。

環境の変化は、地域包括ケアシステムのように、大きくて分かりやすいものばかりではありません。ほんの少しの環境の変化によって、これまでのやり方が通用しなくなるものも多くあるはずです。

◀ (2) 今のやり方を批判的視点で見る

先入観を捨て、アンラーニング（学習棄却）をし、ゼロベースで物事をとらえ、「そもそもこのやり方で良いのだろうか」と問うのです（**図表2-15**）。

そもそも、この教育プログラムで良いのか、プリセプター制で良いのか、新人は1年間のプログラムで良いのか、2年目にプリセプターをつけなくて良いのかなど、批判的に考えられるものは多くあります。また、看護提供体制はチームナーシングで良いのか、看護記録方式はSOAPで良いのかなどと、あえて批判的に捉え、正しく疑うのです。

批判的視点では、物事を主観で見るのではなく、客観的に捉えます。また、「うちはこのやり方を以前からやっているから正しい」という先入観をなくします。さらに、以前に学んだものが今も通用するのかを検証し、場合によっては、アンラーニングし、成功体験を捨て去ることも必要なのです。

このような批判的思考を持っておくことで、本質を見る目が養われ、概念化スキルは高まっていきます。概念化スキルは、問題解決を行う際に役立つスキルです。

図表2-15　今の管理手法を疑う批判的思考

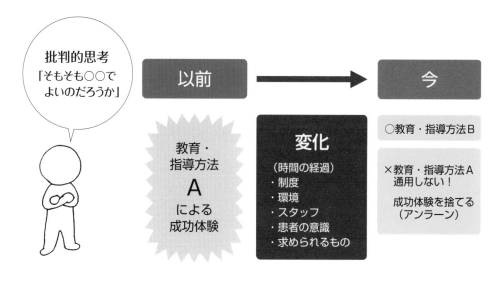

仮説思考、類推（アナロジー）

◀ (1) 仮説思考

　仮説思考とは、未知の事を達成しようとした際に、「これを成し遂げるために
は、こうすればよいのではないか」と仮説を立てることです。一言でいえば、
「結論から考える」ことです。仮説思考を行えば、最終目的まで、効率的に到達
することが可能です（**図表2-16**）。

　情報化社会の現代、探そうと思えば、インターネットに多数の情報が転がって
います。情報をすべて集めてから、事を起こそうとすると、時間がかかります。
そこで、少ない情報の段階で仮説を立てて、後で、その仮説を検証していきま
す。

　仮説思考は、時間がないときに有効です。加えて、初めて何かに取り組むとな
ったときにも有効です。

図表2-16 結論から考える仮説思考

仮説思考力	
一言で言うと	結論から考える
メリット	・最終目的まで効率的に到達する
プロセス	①仮説を立てる ②立てた仮説を検証する ③必要に応じて仮説を修正する （以下、繰り返し）
キーワード	・逆算する ・少ない情報で仮説を立てる ・前提条件を決める ・限られた時間で答えを出す

◀ (2) 類推（アナロジー）

　類推（アナロジー）とは、類似点に基づき、他のことを推し量ることを言います。論理学では、「両者の類似性に基づいて、ある特殊の事物からある特殊の事物へと推理を及ぼすこと」（大辞林）です。

　つまり、2つの特殊的事例が本質的な点において一致することから、他の属性に関しても類似するのではないかと推論することです。

　例を挙げれば、「ケーススタディ学習」があります。ケーススタディは、ある組織の成功事例を、抽象度を上げて考え、分析し、共通して使える原理・本質を見出し、具体化して自組織に当てはめるのです。お気づきのように、概念化思考の要素が多く入っています。

　アナロジー思考（類推思考）では、ある分野の現象を、まったく異なる分野の現象に置き換えて考えます。次のようなイメージであり、応用力の基本は類推（アナロジー）であると考えられます。

🏠〈アナロジー（類推）思考のイメージ〉　||||||||||||||||||||||||||||||||||

・すでに自分が経験したことから「法則を見出して」未経験の分野にも応用する。

・2つの世界の比例関係を利用する。

・まったく関係ない世界から借りてくる。

　病院という組織でイメージを具体化します。

　ベッドがあってサービスを提供するという構造から、ホテル業・旅館業からの成功事例を借りてくるとよいでしょう。また、来る人に対するサービスという観点で、ディズニーランドなどのアミューズメント業もよいかもしれません。

　いわば、ロールモデル（模範的存在）を探すのです。ロールモデルから、模範となる要素を抽出し、その要素を応用するのです。病院、または、看護部が問題解決のみならず、改革を求められた場合、アナロジー（類推）思考を行えば、意外と本質を捉えることができるかもしれません。

10　一次感情・二次感情

◀(1) 心理学的アプローチ

　心理学分野になりますが、「一次感情・二次感情」をここで挙げておきます。心理学は人材管理に活用できます。なかでも、一次感情・二次感情の考え方は、中堅、ベテランスタッフの管理場面に有効です。

　看護現場では、中堅スタッフが、何らかの理由で怒っている場面に出会うことがあります。怒りっぽい人は、感情的で、気分にむらがあって「扱いにくい人」とレッテルを貼られがちで、管理者は、ついつい避けてしまいます。しかし、本当に「扱いにくい人」なのでしょうか？

　心理学では、この怒りは「二次感情」に当たり、怒りだけに着目してはいけないと考えます。怒りの奥底にある「一次感情」に目を向けるべきなのです。怒り

の奥底には「心配・不安・落胆・寂しさ・悲しさ」があるのです（**図表2-17**）。目の前で怒っている人からは想像できないかもしれませんが、これらの一次感情が蓄積していくと爆発して、二次感情があらわになると考えます。

　人は、どんな時に怒るでしょうか？

　たとえば、寂しさから来る怒りを考えてみましょう。

　多くのスタッフは、「私のことを見て欲しい、分かって欲しい」という承認欲求を持っています。承認欲求が満たされないとき、寂しさが募ります。欲求不満という言葉がありますが、承認欲求が満たされないことで、寂しさが欲求不満になり、「怒り」に変わるのです。怒っている人は、本当は、寂しいのかもしれません。

　寂しさをしみじみと感じる前に、すぐに怒りに火がつくことがあります。本人自身、「寂しい」という本当の感情に気づいていないことも、実は少なくないのです。

　概念化していく過程で、「実は自分（または相手は）は寂しかったんだ」という感情に気づく場合がほとんどです。

図表2-17　奥底の気持ち（一次感情）を理解する

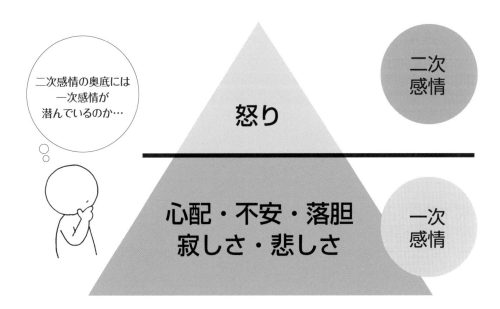

二次感情の奥底には
一次感情が
潜んでいるのか…

怒り

二次
感情

心配・不安・落胆
寂しさ・悲しさ

一次
感情

◀ (2) 怒りを敬遠することのリスク

　不満が続き、怒りが継続すると、中堅スタッフは、「インフォーマルリーダー」に変わることが多くあります。インフォーマルリーダーとは、組織的に「リーダー」には任命されていないが、他のスタッフに影響力を及ぼす人です。

　優秀で、声が大きく、影響力があり、いわゆる「できるスタッフ」である中堅スタッフは、若手スタッフが憧れ、ベテランも一目置く実力者であることが多いでしょう。

　そんな中堅スタッフが、管理者に認めてもらえないことから来る「怒りのエネルギー」を使って、インフォーマルリーダーとなり、陰で部署を牛耳り始めます。そのうち「あんな師長の言うことは聞かなくてよい。私が全部教えてあげる」と、師長の影で活動し始めたとしたらどうでしょう。あることないこと、ことごとく管理者と対立し、放置すると、そのうち、管理者のマネジメントが機能しなくなるところまで行ってしまいます。

　逆に、中堅スタッフの本当の感情を知ることができ、その感情（一次感情）の手当てができれば、マネジメントに悪影響を及ぼすインフォーマルリーダーになることが防げます。

　管理者は、怒れる中堅スタッフを敬遠することをせず、意見をよく聞き、機を見て頼ったりすることが必要です。

11 システム思考

◀ (1) 全体像を理解するシステム思考

　システムとは、全体を統一するしくみです。システム思考は、複雑な物事の要素のつながりを把握することで、全体像を捉え、最も効果的な変化を生み出すアプローチと言えます。

　全体を構成するのは、目に見えている現象だけではありません。水面下には、

複数の物事の要素がつながっていると考えます。また、繰り返し起こることのパターンや、問題の要因を生み出す構造を見極めることも大切です（**図表2-18**）。

　システム思考は、概念化スキルの中核を成す思考法であり、時間の変化を取り入れて検討することができる思考法と言えます。

図表2-18　システム思考で問題の全体像を捉える

システムとは：互いに関係しあう複数の構成要素の集まりで、どの要素も他の要素との間に関係があり、目標達成のために時間を追って変化する

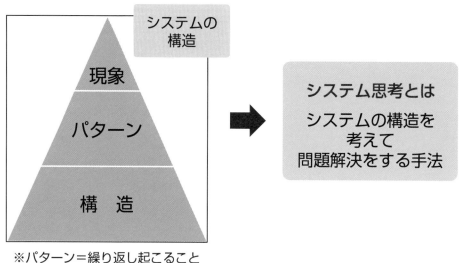

※パターン＝繰り返し起こること

---

(2) 看護管理におけるシステム思考の有効性

　複雑な問題を解決する際に、システム思考は有効です。

　看護管理の現場で発生する問題は、いくつかの要素が絡み合って複雑化しているものが少なくありません。どんどん悪くなっていくケースや、悪循環に陥ってしまっているケースもあります。管理者自身が問題の一部となっている場合もあるでしょう。

　さらに、時間の経過を考慮に入れられる点が、システム思考の特徴です。部署のモチベーションが下がってきていたり、患者満足度が低下傾向にあったり、転

倒転落がだんだん増えてきているなど、時系列も加味しながら、問題発生の全体像を捉えます。システム思考の5原則を整理してみます。

〈システム思考の5原則〉

● ①全体像を考える。

● ②長期と短期のバランスをとる。

● ③動き、複雑性、相互依存性というシステムの3つの性質を理解する。

● ④測定可能なデータと測定できないデータの両方を考慮に入れる。

● ⑤「私たち」がシステムの中でそれぞれの機能を果たしており、「私たち」自身がシステムの一部であることを理解する。

　具体的には、時系列パターングラフと要素を考えたループ図を作成し、どこに働きかけたらよいのかを探り、効果的な解決策を見つけ出していくとよいでしょう。

第 3 章

組織管理事例と解説

1 組織管理に思考法と マネジメント理論を活用する

　管理者にとって、組織管理（組織運営）は重要なテーマです。組織には、実に幅広い問題があります。そのため、組織管理は、組織のデザイン、しくみづくり、業務管理、安全管理、質管理など多岐にわたります。また、業務を行うのは人ですので、人材管理とも密接な関連がでてきます。

　第3章では、A〜Hの8つの事例を通して、部署で頻出する問題と組織管理の手法を解説していきます。これまでに紹介した概念化スキル用いながら、どのような思考法が必要なのか、どのようなマネジメント理論を活用していくべきなのかに焦点を当てて、考えていきたいと思います。

2 事例A：時間外勤務が減らない ・早く帰らない

- -

　当部署には、働き方改革の時代であるにも関わらず、いつも居残り、時間外勤務をする中堅スタッフがいます。管理者の私が「早く帰ったらどう？」と言っても、そのスタッフは帰りません。「終わらないなら、私（看護師長）が手伝うよ。なんなら残りは私がやっておくから」と言っても帰らず、「これだけは、自分がやってから帰ります」と言い切ってきます。

　しかし、よくよく見てみると、その中堅スタッフは、パソコンで何か作業をしているものの、他のスタッフとの話に夢中です。そして、しばらくスタッフと話すと、ようやく帰りました。どうしたらよかったのでしょうか？

- -

◀ ⑴ 他責思考と自責思考による考察 ⫴

　この事例を読んで、「困ったスタッフだなあ」と思った方もいるのではないでしょうか。でも本当にそうでしょうか？

　この事例を中堅スタッフのせいにして読んだ方は、「他責思考」が強く出ているようです。残業時間の管理は、管理者の役割であり、近年の課題です。ここでは、「自分のマネジメントの結果がスタッフに現れている」と「自責思考」で考えなければなりません。

◀ ⑵ マズローの欲求5段階説と仮説思考による考察 ⫴

　では、なぜこのスタッフは、「帰りなさい」という師長の命令に従わずに、いつも時間外勤務をするのでしょうか？

　この事例を解くカギは、「マズローの欲求5段階説」にあります。管理者が承認欲求を満たすことの重要性は、第2章で説明した通りです。改めて、欲求5段階説を使って、「仮説思考」で考えてみましょう。

　仮に、スタッフが師長から「承認欲求」が満たされていないとしたら、どう行動すると思いますか？

　承認欲求の一つ下の段階にある「帰属の欲求」を満たそうとするのではないでしょうか。この事例の中堅スタッフは、「これだけは、自分がやってから」と発言しています。見方によっては、責任感のあるスタッフであるとも考えられるかもしれません。ところが、師長にはそう見えません。「帰らない困ったスタッフ」とレッテルを貼っているのです。

　仮説を立ててみましょう。中堅スタッフは、時間外勤務をしているにもかかわらず、看護師長からそれを認めてもらえなかった、すなわち、承認欲求を満たされなかったのです。中堅スタッフは、師長に認めてもらえなかったため、部署の他のスタッフとの会話を選びました。他のスタッフとの会話によって、「自分は部署の一員である」という帰属の欲求を満たそうとしたのではないでしょうか。他のスタッフとの会話により、帰属の欲求を満たして満足を得た中堅スタッフは、ようやく帰るという行動を選択した。そんな仮説です。

この事例から、「人は欲求で動いている」ことがよくわかります。スタッフは、「頑張っている」ことを師長に認めて欲しかったのです。「頑張っているね」の一言が欲しかったのです。しかし、実際は、残業までして業務を仕上げようとしていることを認めてもらえない（行動承認）どころか、「帰れ」と存在承認すらもらえませんでした。さらに、師長から「私が手伝うよ」と言われ、「一生懸命に自分がやっていることを否定された」と思ったのです。これでは、モチベーションは上がりません。

◀ (3) 動機づけ理論、役割理論、XY理論による考察 ▐▐▐

この看護師長は、「動機づけ」を行っていません。「師長」という役割に付随する「ポジションパワー」を使って（役割理論）、命令や強制で管理しようとする「X理論」で「無理やりスタッフを帰らそう」と強制しているだけなのです。

自分の目に見える「スタッフが帰らない」という現象から、「帰れ」と反応する指示は、コインの裏返し、もぐらたたき的解決策といえます。そもそも「このスタッフはなぜ帰らないのか」という論理的思考ができていません。その思考をできなくさせてしまっているのが、「残業せずに帰るべき」という意識・無意識の前提（固定観念）です。この前提が、師長の論理的思考の邪魔をしているのです。

◀ (4) 俯瞰的思考力・メタ認知力による考察 ▐▐▐

感情のエネルギーは、すごく強いものがあります。「頭でわかっていても気持ちがついていかない」とよく言いますが、論理より感情の方が、はるかにエネルギー量が上なのです。よって、この場面は、「残業せずに帰るべき」という固定観念から、「師長の言うことを聞かないスタッフ」という負の感情が生まれ、師長の思考が停止してしまっているのです。

もちろん、感情は大事なものです。無理に排除する必要はありませんが、マネジメント場面においては、いったん脇に置くことが必要です。そして、師長は「自分は今、怒っている」と、自分を客観視する必要があります。特に、負の感

情を持ったまま、管理行動を行っても、決して良い結果は得られません。ここでは、「怒っている自分」を「俯瞰する力（＝メタ認知力）」が必要な場面なのです。

(5) リーダーシップ理論による考察

リーダーシップスタイルについても考えてみましょう。働き方改革の進展によって有給休暇の取得や、時間外勤務時間を減らすことは、どの病院・看護部でも管理者に強く求められているずです。事例Aの病院でも同じでしょう。師長は使命感をもって、時間外勤務を減らそうとしています。そこで選択したリーダーシップスタイルが「EQリーダーシップ」の「強制型」と考えられます。「早く帰ったらどう？」と、師長は質問の形とって柔らかい表現をしていますが、実質は、「私の言うとおりにして！」と強制しているのと同じです。

(6) システム思考による考察

この中堅スタッフと管理者間で、普段からコミュニケーションがよくとれていたら、どうでしょうか？

日常的に関係性が良ければ、承認欲求が満たされている状態が推測されます。おそらく、この事例のようなことは起きないはずです。むしろ、スタッフは、看護師長の置かれている状況や気持ちを察して、自ら早く帰ろうとしたり、他のスタッフにも、早く帰ろうと声かけしたりするかもしれません。普段の関係が、このような場面に表面化するのです。事例１に関しての氷山モデルの例を示します（**図表3-1**）。ご参照ください。

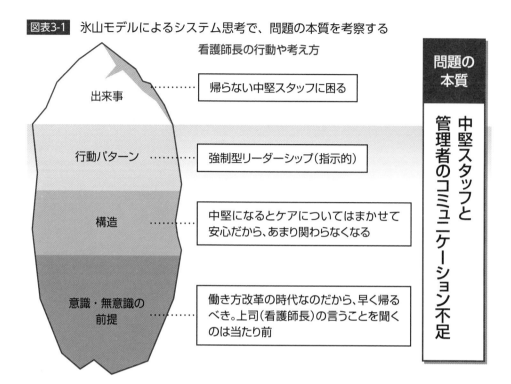

図表3-1 氷山モデルによるシステム思考で、問題の本質を考察する

看護師長の行動や考え方

出来事 ……… 帰らない中堅スタッフに困る

行動パターン ……… 強制型リーダーシップ（指示的）

構造 ……… 中堅になるとケアについてはまかせて安心だから、あまり関わらなくなる

意識・無意識の前提 ……… 働き方改革の時代なのだから、早く帰るべき。上司（看護師長）の言うことを聞くのは当たり前

問題の本質

中堅スタッフと管理者のコミュニケーション不足

3 事例 B：同じ問題が再発する

病棟主任です。

救急病床の夜勤でインシデントが起きました。当日の夜勤は、リーダー看護師Aと看護師Bの2人でした。

看護師Aと看護師Bは、配薬カートにセットしてある内服薬を薬歴管理と照合しながら、ダブルで確認し、夕食分の内服薬をカートの上に患者シールと一緒に出しました。夕食を配膳するため、配膳カートに内服薬を移動させました。その後、看護師Aは担当していた患者Dの薬を、患者Cに内服させてしまったというインシデントが発生しました。

インシデント報告時、看護師Aは、「患者が多くて、忙しくて、焦っていた」「患者Cのところに行き、患者Dの名前を呼んだら、返事をしたので、患者Cを患

者Dであると思い込んでしまった」と話しました。このことから、看護師Aの確認不足（本人に名乗らせていない）のため、インシデントが発生したことが分かりました。

　看護師Aに普段の与薬時の患者確認の方法を尋ねると、看護師が患者の名前を呼び、その返事を聞いて確認していました。ここで、患者誤認防止の知識が不足していることが分かり、看護手順を用いて、患者誤認防止するにはどのようにしたらよいのかの知識を学習させました。また、看護師Aと一緒に行動しながら「患者確認の看護手順」を指導しました。

　しばらくは、看護師Aは、手順通りに患者確認をしていましたが、その後、再度同様の患者誤認インシデントが発生してしまいました。

　一緒に患者誤認防止について学習したのに、なぜ再度インシデントが起こってしまうのでしょうか。どのように指導をしたら、効果的に指導できるのでしょうか？

・・・・・・・・・・・・・・・・・・・・・・・・・・・・・・・・・・

(1) 知識学習のみの脆弱性

　患者誤認は、医療安全の中でも、極めて大きな問題です。事例Bでは、それが再発していますから、なおさら深刻です。では、なぜ再発したのでしょうか？

　講じた解決策が有効ではなかったことがその理由でしょう。本質を捉えた解決策であれば、再発しません。もぐらたたきで言えば、「もぐらの巣がどこかに残った状態である」と考えられます。しかし、この事例では、患者誤認防止について知識学習をし、一緒に行動の指導をしています。それ自体は良いことではあるのですが、「知識学習とスキルトレーニングだけで本当に有効なのか!?」という疑問が湧いてくるのです。

(2) なぜ、再発したのか

　患者誤認につながる要素は多岐にわたります。よって、この問題は、それほど単純ではなく「複雑である」と言えます。まずはその複雑さを確認していく必要

があります。

　ここで注目すべき問題は、「しばらくは、手順通りに確認をしていたが、その後、再度同様の患者誤認インシデントが発生した」ところにあります。もちろん、知識の学習とスキルトレーニングによって、患者誤認防止のための「正しい手順」は理解できたはずです。実際、しばらくは、正しい手順で、患者確認をしていました。しかし、時間が経過したことで、インシデントが起きています。「何かが変化した」と考えなければなりません。

◀ (3) システム思考で再発の理由を探る ||||

🏠 ① ループ図を描き考察する ||||||||||||||||||||||||||||||||||||

　インシデントにつながる変化を捉えることで、解決策が導かれます。時間の経過に伴って変化するものを捉える際に、有効なフレームワークは「システム思考」です。

　ループ図を描きながら確認しましょう（**図表3-2**）。患者誤認の発生を受け、病棟主任は、患者誤認を抑止するため、知識と手順を指導し学習させました（❶）。それにより、手順の理解度が上がり（❷）、手順を遵守した行動ができるようになりました（❸）。そして、その時点では、患者誤認がなくなりました（❹）。

　ここまでは、良かったのですが、問題はその先です。

　患者誤認がなくなることで、時間の経過とともに慣れや気の緩みが生じました（❺）。慣れや気の緩みは少しずつ蓄積していきます。その結果、安全管理意識が低下していきます（❻）。そして、安全管理意識の低下が、ここでこれまでの手順を遵守した行動を、阻害する働きをするようになります（❼）。その後、再び、患者誤認が発生してしまったのです（❽）。

　このように、システム思考をすることで「何が変化したのか」「何が足りなかったのか」が、明らかになります。

　変化したのは、「安全管理意識の低下」です。では、足りなかったものは何でしょうか？

　それは、安全管理意識を低下させないための、「意識教育」だと考えることが

できます。意識は、変化するものです。変化するものをシステム思考では、「変数」と言います。患者誤認をしないための知識や手順の学習・指導に注力したのですが、意識教育を怠ったために、安全管理意識が次第に下がっていったのが実態です。すなわち、意識教育の怠りが、この事例の問題の本質なのです。

図表3-2　ループ図によるシステム思考で、足りない要素を考察する

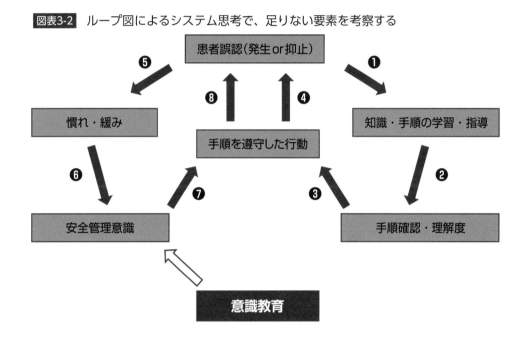

♠ ② 氷山モデルで考察する ‖‖‖‖‖‖‖‖‖‖‖‖‖‖‖‖‖‖‖‖‖‖‖‖‖‖

　氷山モデルで、患者誤認インシデントの再発という「出来事」の水面下の要因を考え、問題の本質を導き出してみます（**図表3-3**）。

　病棟主任の「行動パターン」は、仕事には厳しいが、部署やチームをまとめるのが苦手なタイプの「Pm型リーダーシップ」のようです。この部署の「構造」には、安全管理に意識教育のしくみがない点という課題がありました。それにも関わらず、病棟主任は、手順を学び、理解すれば、患者誤認は発生しないとの「意識・無意識の前提」を抱いています。

　以上の水面下の要因から、安全管理に意識教育のしくみがないという「問題の本質」が見えてきます。

図表3-3 氷山モデルによるシステム思考で、問題の本質を考察する

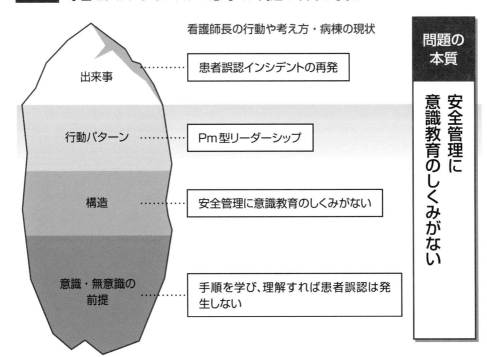

看護師長の行動や考え方・病棟の現状

出来事 ……… 患者誤認インシデントの再発

行動パターン ……… Pm型リーダーシップ

構造 ……… 安全管理に意識教育のしくみがない

意識・無意識の前提 ……… 手順を学び、理解すれば患者誤認は発生しない

問題の本質

安全管理に意識教育のしくみがない

⑷ クオリティマネジメント理論で概念化する

この事例を別の形で概念化してみます。ここでは、「クオリティマネジメント理論〜構造・過程・成果」の枠組みをアレンジして考えてみます。医療（ケア）の質評価の手法を、「管理者の活動評価」に応用してみるのです（**図表3-4**）。

図表3-4 クオリティマネジメント理論を管理者の活動評価に応用する

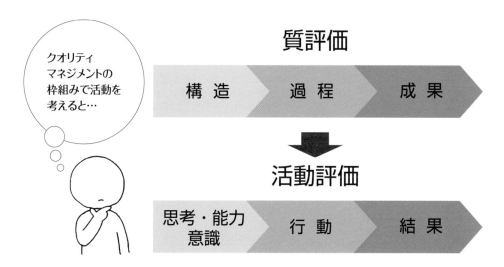

ここまで私たちが考えてきたストーリー（仮説思考）は、知識・手順の学習やトレーニングだけではなく、医療安全についての「意識教育」をすることで、「行動の質（手順遵守）」が高まる。行動の質が高まれば、「期待した結果（患者誤認ゼロ）」が得られる、というものです。

事例Bでの出来事と照らし合わせながら、このストーリーを深掘りしていきます。改めて問います。

なぜ、期待した結果が出なかったのでしょうか？

望ましくない患者誤認の再発という「結果」を招いたのは、「思考・能力・意識」か「行動」に問題があるはずです。この事例では、スタッフと一緒に手順遵守の実践指導をしていますから、行動については、問題はないはずです。となると、その前の「思考・能力・意識」に問題があると言えます。

事例文から、知識とスキル指導していることは確認できます。そうすると、足

らないとしたら、「意識教育」ではないかと思われます。「知識があっても、スキルがあっても、やらない（やらなくなった）」が事実です。知識、スキルがあっても、やる気が続かなければ、すべて「ゼロ」になってしまいます。すなわち、実は意識教育が、人材育成における重要な側面なのです。このシステム思考でも、やはり、意識教育が不十分なゆえに、患者誤認が再発したと考えられます。

　一般的に人材育成には、①知識教育、②スキル教育、③意識教育の３つの視点が必要と言われています（**図表3-5**）。組織管理と人材育成とは密接につながりますので、順に解説します。

図表3-5　人材育成３つの視点

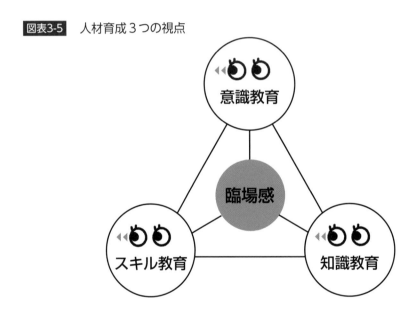

🏠 ① 知識教育の視点

　知識教育は、知らない知識を習得させるための教育です。看護の現場で考えれば、必要な知識には、疾患の知識などのように、看護師として知っておかなければならない知識のほか、専門領域の知識、担当業務の知識、看護理論や看護手順に関する知識などがあります。

　いずれにしても、知識は知らなければ話になりませんので、苦労しても習得させる必要があります。しかし、人によって覚えることが得意な人と不得意な人がいることも考慮に入れて、教育効果の上がる方法を選んで取り組むべきでしょう。

🏠 ② スキル教育の視点 ‖‖‖‖‖‖‖‖‖‖‖‖‖‖‖‖‖‖‖‖‖‖‖‖‖‖‖‖‖‖‖‖‖‖

スキルとは、いわゆる「できる」ようになる教育です。看護には理論がたくさんありますが、理論を知っていても、実践は別のものです。たとえば、退院時サマリー記載の基本について、マニュアルや書籍に書かれていますが、それらで勉強しても、実際に記載する場面になると、まったくできないということもあります。

管理者の人事評価研修などもその代表例です。人事評価についての知識はあっても、いざ評価をしようとすると、うまくできないことがよくあります。つまり、知っていることとできることとは違うのです。そこに着目し、実際にできるようにするための教育が、スキル教育といえます。

スキル教育には、繰り返しトレーニングするという部分が必ず入っています。人事評価研修は、ベテランの管理者であれば、知識としてはすでに知っているわけですが、さらにスキルを磨くために研修を受けているはずです。知っていてもできないという状態を克服するには、トレーニングしかありません。余談ですが、一般企業で、人事評価研修を人事評価者訓練と表す場合があるのは、このためです。

知っていることと、できることは違います。管理者がスタッフを指導する際、たとえば、「この指導はできるようになるためのきっかけを提供している。あなたは、できるようになるための努力をするべきだ」などと、きっちり指摘をするべきでしょう。

🏠 ③ 意識教育の視点 ‖‖‖‖‖‖‖‖‖‖‖‖‖‖‖‖‖‖‖‖‖‖‖‖‖‖‖‖‖‖‖‖‖‖

意識教育は、新任プリセプター研修や新任主任研修など、階層別研修のなかに多く登場します。プリセプターや主任になったのだから、「今までのように、みんなと一緒に愚痴を言ったり、指示待ちをしたりではダメですよ」「もっと先を読んで、状況を分析し、課題提起をしていかないといけませんよ。スタッフよりも先をいかないと……」といった意識を変えようとする教育です。

先ほどスキル教育で、「知識があってもできない」ことがあると指摘しましたが、「知識があっても、スキルがあっても、やらない」ことも大変重要な論点です。やる気がなければ、すべて「ゼロ」になってしまいます。ビジネスの世界で

もたくさん起こっており、意識教育も大変重要な人材育成の側面であるといえます。

最近、意識教育に力点を置かなくなってきている傾向があるかもしれません。意識教育は教育方法論が難しく、座学だけでは、効果が高まりません。また、車座になって話し合う（ワークショップ）も、ある程度の有効性がありそうですが、病院では、なかなか扱いにくいものです。病棟の事情に合わせた教え方の工夫が必要でしょう。

①知識教育、②スキル教育、③意識教育をバランスよく行うことは、人材育成を進めるうえで非常に大切なことだと思います。

4 事例 C：業務多忙で退職者が増加する

・・・・・・・・・・・・・・・・・・・・・・・・・・・・・・・・・・・・・

当病棟では、今年7月に退職者が1人出て以来、多忙さに拍車がかかりました。

その後、多忙を理由に、毎日開催している午後からのカンファレンスに出席できないと申し出るスタッフが増えてきました。

病棟師長である私は、業務が回らないのは困ると考え、カンファレンスの欠席を認めることにしました。それからは、少ない人数でカンファレンスを実施しましたが、あまり意見が出てこない状況でした。

しばらくすると、インシデントや褥瘡が増えだし、看護の質の低下が認められました。

見ていると、スタッフのモチベーションも低下していたと思われます。やがて、退職を申し出るスタッフが1人、2人と続けて出てきました。

・・・・・・・・・・・・・・・・・・・・・・・・・・・・・・・・・・・・・

◢ (1) リテンションマネジメントの必要性 ▕▏▏

　退職者や欠員が出たときのマネジメント、皆さんは、どのようにされているでしょうか？

　看護職の離職率は、全国平均で10%程度[1]ですから、病棟にスタッフが30人いたら、年間3人前後の退職者が出るイメージです。スタッフ一人ひとりに、さまざまなライフイベントがありますが、いずれにしても、スタッフの入退職・出入りの管理は、管理者として重要なマネジメントの一つです。ちなみに、退職させずに部署に引き留めるマネジメントを「リテンションマネジメント」と言います。

　システム思考は、変化を捉えることができるフレームワークです。変化には、増え続けたり、減り続けたりするなど、悪循環に陥ってしまうケースがあります。この事例では、悪循環に陥って、退職者がどんどん増えていく動きがみられています。この悪循環、どうやって断ち切ればよいでしょうか？

　この解決策の考え方として有名な「割れ窓理論」があります。

◢ (2) 割れ窓理論 ▕▏▏

　アメリカ・ニューヨークは、かつて全米で最も重大犯罪の率が高く危険な街と言われていました。原因には、貧困・社会的格差、銃の存在、ギャングの流入などが挙げられました。

　当時のニューヨーク市長が取った政策は、何だと思いますか？

　重大犯罪の取り締まり強化でしょうか？

　実は、そうではありませんでした。「街をきれいにすること」と「街を汚すような軽犯罪を取り締まること」だったのです。これは、意外な政策です。しかし、この政策のおかげで、重大犯罪はたった数年で75%減少し、ニューヨークはアメリカの中でも安全な街に生まれ変わったのです。具体的には、以下のような政策です。

....

1　看護職の離職率：公益社団法人 日本看護協会「2021年 病院看護・外来看護実態調査」によると、2020
　　年度の正規雇用看護職員の離職率は、10.6%であった。

- 落書きだらけで汚いことで有名だった地下鉄をすべて清掃。ちょっとでも落書きのある車両は、汚れを落とすまで連結から外すほど徹底
- 落書き、ゴミを捨てる、窓ガラスを壊す、地下鉄の無賃乗車といった軽犯罪を徹底的に取り締まる（それまで警察は多発する重大犯罪の捜査に追われて、軽犯罪は見過ごしていた）

　街が綺麗になった結果、軽犯罪はおろか、殺人や強盗、傷害といった重大犯罪も減ったのです。政策実施前と後を比較してみます。

❀〔政策実施前〕
　街が汚い➡物を壊すなど軽犯罪はやり放題➡人が寄り付かなくなる➡重大犯罪も増える

❀〔政策実施後〕
　街が綺麗になる➡犯罪を起こしづらい雰囲気➡人が多くなり自然と人の目も多くなる➡重大犯罪が減る

　これが「割れ窓理論」です。因果関係をループ図に示してみました（**図表3-6**）。

　一般的に、地域の建物の割れている窓が放置されると、「ここは、窓が割れても、目が届いてない規律のない街だ」と認知・判断されます。これは、犯罪を起こしやすい環境が作り出された状態と言えるのです。人の目が届かない状態は、犯罪が起きやすいものです。ただし、その犯罪は、ごみのポイ捨てなどの軽犯罪から始まります。軽犯罪が増えると地域住民のモラルが低下し、地域の安全確保活動に協力しなくなります。そうすると、泥棒や前科者などがこぞって、街に集まってきます。そして、建物に石を投げたりするケースが増えます。すると、治安が悪くなり、初めは軽犯罪で済んでいたものがだんだんエスカレートして犯罪が増えていきます。さらに、いたるところから、「あそこは簡単に犯罪ができる街だ」と悪者が集まり、凶悪犯罪を含めた犯罪が多発するようになるのです。

　時のニューヨーク市長は、ここでの問題の本質、システム思考における「レバ

レッジポイント」[2]（てこ入れのポイント）が、「建物の窓が割れているのを放置する」であると見抜いたのです。つまり、このレバレッジポイントに介入することで、凶悪犯罪の低下という大きな成果を持続的に生み出すことができるのです。

図表3-6　因果関係のループ図からレバレッジポイントを見つける

割れ窓理論の因果ループ図

犯罪を起こしやすい環境を作り出す

レバレッジポイント

建物の窓が割れているのを放置する

ごみのポイ捨てなどの軽犯罪が起きるようになる

住民のモラルが低下し、地域の安全確保に協力しなくなる

凶悪犯罪を含めた犯罪が多発するようになる

2　レバレッジポイント：レバレッジ（Leverage）とは、「てこの作用」のことで、小さな力で大きな力を持続的に生み出す介入点を言う。

⑶ 悪循環を可視化する

　再び、話を事例Cに戻しましょう。

　退職者が増え続ける悪循環を断ち切るレバレッジポイントは、どこでしょうか？

　その前に、システム思考で因果関係のループ図を描き、病棟で起きている悪循環を確認しておきましょう（**図表3-7**）。

図表3-7　因果関係のループ図で悪循環を可視化する

悪循環の可視化

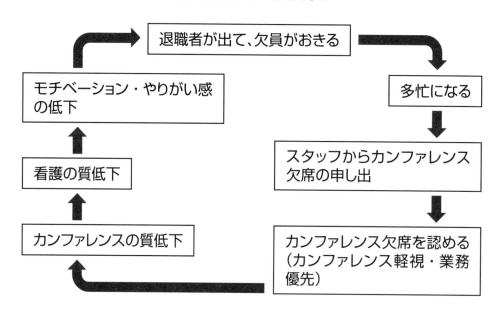

◀(4) 氷山モデルで問題の本質を導き出す ▐▐▐

次に、氷山モデルを使い、問題の本質を導き出します（**図表3-8**）。

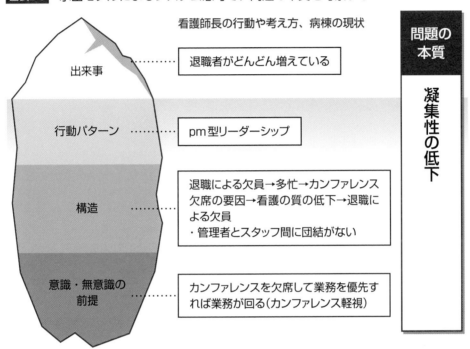

図表3-8　氷山モデルによるシステム思考で、問題の本質を考察する

看護師長の行動や考え方、病棟の現状

問題の本質

凝集性の低下

出来事 ……… 退職者がどんどん増えている

行動パターン ……… pm型リーダーシップ

構造 ……… 退職による欠員→多忙→カンファレンス欠席の要因→看護の質の低下→退職による欠員
・管理者とスタッフ間に団結がない

意識・無意識の前提 ……… カンファレンスを欠席して業務を優先すれば業務が回る(カンファレンス軽視)

　この病棟師長の「行動パターン」は、仕事にも甘く、スタッフの面倒見も悪い管理者タイプの「pm型リーダーシップ」のようです。悪循環が起きている構造のなかで、カンファレンス軽視を行った結果、「退職者がどんどん増える」という出来事が生じてしまいました。そこで、問題の本質は、病棟の「凝集性の低下」であることが導き出せます。

◀(5) 問題の本質を手掛かりに、レバレッジポイントに介入する ▐▐▐

　病棟の問題の本質は、「凝集性の低下」です。これにより悪循環に陥っています。悪循環ループを断ち切るために、どこにてこ入れをすればよかったのでしょうか。すなわち、レバレッジポイントはどこにあるでしょうか？

ここでは、悪循環の起点がレバレッジポイントに当たります。傷が大きくならないうちに手を打てば、小さな力で大きな効果を上げることができます。事例Cの悪循環は、一人目の退職者が出たことで表面化し始めました。ここがレバレッジポイントです。実は、一人目の退職者の対応が、とても大事だったのです。

　ここで、放置せずに、「一人減っても看護の質は落とさないようにがんばろう」との目標を掲げ、業務改善すべきだったのです。一人減ったというピンチを機会と捉えるわけです。そうした介入で、好循環に転換します（**図表3-9**）。

　目標を掲げて、業務改善することで、多忙さが解消されるとともに、団結力が生まれ、カンファレンスの出席率が上がり、看護の質向上につながっていくのです。そして、モチベーション・やりがい感が向上し、辞める人がなくなり、結果的に定着率が向上するはずです。すでにレバレッジポイントでの介入は、逸してしまいましたが、今からでも遅くはありません。悪循環を断ち切るために、できるだけ早く部署目標を立てて、皆で、力を合わせて解決していくことが必要です。

図表3-9　一人目の退職者が出た時点をレバレッジポイントとして介入する

レバレッジポイントに働きかけ好循環に転換する

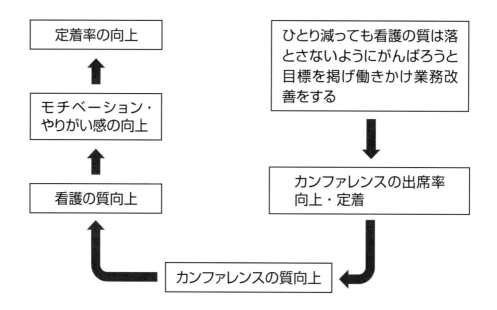

5 事例 D：新しいしくみが定着しない

病棟副師長です。

　一昨年まで、当病棟はチームナーシングで、どちらかと言えば、業務優先の風土がありました。結果、新人スタッフが育たない、インシデントが減らないという実態がありました。しかし、スタッフが協力しあって、よりよい看護を提供するため、昨年からPNSを始めています。

　今年度、師長が交替になり、師長から「看護記録が書けていない」「計画の修正評価がされていない」「サマリーが書かれていない」ことが指摘され、副師長として、対策を考えました。

　私は、これらの問題は、受け持ちNsペアが、患者に対して自覚と責任を持って計画立案をしないからではないかと考え、受け持ちリストを作り、人数のばらつきをなくすようにしました。結果、受け持ち人数だけにこだわった割り振りがされるようになっただけで、それ以外の効果はなく、相変わらず、看護記録や計画の質の向上は見えません。

　スタッフからは、「副師長が患者を取ればよい」と陰口を言われている現状があります。現在、「受け持ち看護師とは」「SOAPとは」という、学生のような勉強会を企画しているところです。でも、果たして、勉強会を開催すれば、看護記録等などの質が上がるのだろうかと、ともやもやします。

◀ (1) マネジメントの機能不足

　自部署を取り巻く環境の変化に対応して、看護提供体制を変更するケースは、どこの病院・病棟でもありえます。近年は、「これまでのチームナーシングからPNSに変更した」という病院も多くあります。組織が時代の変化に対応するために、制度などを変更することは、至極当然のことですが、大切なのは、「新た

なやり方をいかに定着させるか」にあります。

新しいことが定着しない組織の特徴には、どんなものがあるでしょうか？

事例Dは、「マネジメントが機能していない」状態と言えます。管理者が「こちらに行くぞ」と方向を示し、旗を振っても、スタッフがついてこない状態です。

◀ (2) シングルループ学習とダブルループ学習

新しいことが定着しない状態を、組織における学習の観点で見ていきましょう。「シングルループ学習／ダブルループ学習」[3]の考え方です。

シングルループ学習は、従来の行動の枠組みの中で継続的に「改善」を繰り返し行っていく組織の学習方法です。

ダブルループ学習は、既存の枠組みを捨て、新しい考え方に基づく「改革」を行い、それをシングルループ学習により強化する組織の学習方法です。

組織は、既存の「前提条件」に基づく「行動」から「結果」を導き出す「シングルループ学習」だけでは、大きく変化する環境に適応しながら生き残っていくことは難しいと言えます。過去の成功体験にからくる「固定観念」を、「アンラーニング（学習棄却）」し、既存の「前提条件」を疑い、新しい知識や枠組みを学習することが求められるのです（**図表3-10**）。このサイクルを繰り返し継続できる組織だけが競争優位を保ち続けることができると言われています。

3　シングルループ学習／ダブルループ学習：アメリカのハーバード大学名誉教授クリス・アージリスが提唱した学習理論で組織における学習の枠組み。

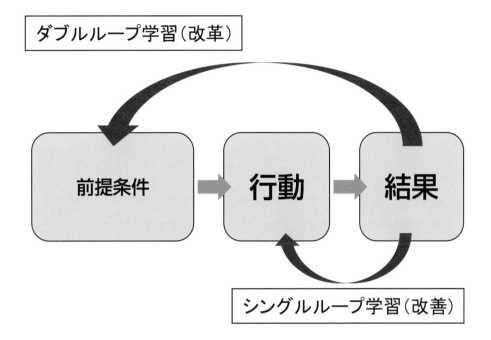

図表3-10 ダブルループ学習は「改革」と「改善」のダブルで行う

ダブルループ学習は前提条件から考える

ダブルループ学習（改革）

前提条件 → 行動 → 結果

シングルループ学習（改善）

(3) 意識下のメンタルモデルを自覚する

　人間には、同じことを繰り返そうとする習性があります。「メンタルモデル」[4]と呼ばれます。メンタルモデルは、意識下の「暗黙の了解」になっています。メンタルモデルを自覚しない限り、組織の行動は、既存の方法を繰り返すことになり、環境の変化が求める改革に踏み切ることができません。

(4) メンタルモデルを自覚し、ダブルループ学習の機を逃さない

　事例Dで言えば、今まで実施していたチームナーシングを、PNSに変更するところが「ダブルループ学習」を必要とする場面と言えます。この変更は、病棟

4　メンタルモデル：アメリカの経営学者ピーター・M・センゲが『学習する組織』で言及した組織の思考および行動の傾向。メンタルモデルを自覚することで、組織のレバレッジポイントが見つけやすくなる。

にとって、かなり大きな変化のはずです。しかし、事例文を読む限り、あまりその意識がみられません。

　PNSへの変更により、看護記録や看護計画についても、関連して影響が出るはずですが、事例文に記述がないのが不思議です。

　このことからも、この病棟では、ダブルループ学習が進んでいないものと考えられます。本来であれば、ここでダブルループ学習を阻害しているものは何かを考えなければいけないのですが、この副師長は、記録や計画という結果に対して、師長の指示に沿った対応をしているだけです。要は、うまくいかない原因を探ろうとせずに、結果だけを見て対応するもぐらたたき状態を作っているのです。まさに、概念的思考がされていないのです。

◀(5) 仮説思考で考察を進める

　仮説思考を活用し、事例Dで起こってる状況を2点考えてみます。

　まずは、これまでやってきたチームナーシングについて、アンラーニングできていない可能性があります。

　次に、現在もスタッフの中に、「看護提供体制は、チームナーシングでやるのが当たり前」というメンタルモデルがあると考えられます。

　今回、この病棟が行ったPNSの導入は、単なる改善ではなく、改革にあたります。改革は、前提条件から変えるわけですから、組織教育においては、既存の枠組みの見直しが必要でしょう。さらに、「なぜPNSを導入するのか」など、前提となる基本的な考え方の意識教育が不十分と考えられます。新しいことを定着させるには、管理者側からの「一からの丁寧な説明」と「スタッフの納得」が求められます。加えて、今までやってきたチームナーシングをアンラーニングする必要があるのです。

◀(6) 氷山モデルで本質を導き出す

　さて、この事例の本質はどこにあるでしょうか？

　副師長と師長の話し合いも不十分なように思えますし、組織のまとまりもあま

りなさそうです。部署内が、かなりバラバラになっている印象です。

この事例の氷山モデルを考えてみましょう（**図表3-11**）。

新しくPNSを始めたが、「看護記録や記録などの質が上がらず、新しいしくみが定着しない」という出来事が表面化しています。

水面下を見てみます。

管理者の行動パターンは、強制型またはPm型リーダーシップと思われます。「私の言うとおりにして」と指示している姿が想像されます。

構造には、かなり多くの要素がありそうです。たとえば、「スタッフから陰口を言われる」状況は、心理的安全性のない部署であると考えられます。

管理者（師長および副師長）には、「スタッフは上司の言うことを聞くのが当たり前」というの意識・無意識の前提があります。

これらのことから、看護記録等の質が上がらず、新しいしくみが定着しないのは、「管理者のマネジメント能力不足によるスタッフのモチベーション低下」からであり、これがこの事例の問題の本質といえます。

モチベーション低下により、看護計画や記録の質が低いにも関わらず、この部署の管理者は、原因をスタッフに求めています（他責思考）。そして、看護記録や看護計画の質という目に見えるもの、すなわち結果ばかりにとらわれています。この副師長が「もやもやしている」と言うとおり、いくら勉強会をしてもこの部署の問題は解決しないでしょう。自分たちのマネジメントを変えないといけないのですが、他責にしてしまっているため、気付けないのです。

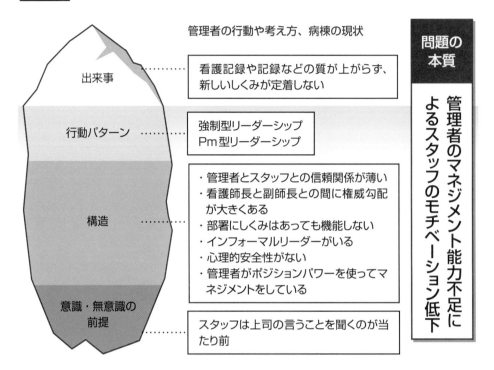

図表3-11 氷山モデルによるシステム思考で、問題の本質を考察する

管理者の行動や考え方、病棟の現状

問題の本質

管理者のマネジメント能力不足によるスタッフのモチベーション低下

出来事 ……… 看護記録や記録などの質が上がらず、新しいしくみが定着しない

行動パターン ……… 強制型リーダーシップ　Pm型リーダーシップ

構造 ………
・管理者とスタッフとの信頼関係が薄い
・看護師長と副師長との間に権威勾配が大きくある
・部署にしくみはあっても機能しない
・インフォーマルリーダーがいる
・心理的安全性がない
・管理者がポジションパワーを使ってマネジメントをしている

意識・無意識の前提 ……… スタッフは上司の言うことを聞くのが当たり前

(7) リーダーに求められるもの

　まずは、行動パターンを「民主型リーダーシップ」に変え、管理者とスタッフとの間に信頼関係を構築することから始めないといけません。それと同時に、「動機づけ」を行う必要があります。加えて、管理者自身の「メンタルモデル」も変えていく必要があります。「他責」にせず、「自分たちのマネジメントの結果が今の部署に現れているのだ」と真摯に事実に向き合い、自責思考で捉えることが必要です。

　Ｐ・Ｆ・ドラッカーは、『非営利組織の経営―原理と実践』（上田惇生・田代正美翻訳、ダイヤモンド社、1991）のなかで、「リーダーに求められる４つの能力」について、下記のように言っています。

● 人の言うことをよく聞く　　● 言い訳をしない
● 自分の考えを伝える　　● 謙虚さを重視する

　いかがでしょうか？

　これらは、いずれも決して難しいことではありません。「人の言うことをよく聞く」ことは誰にでもできます。管理者がしなければならないことは、自分の口を閉ざすことなのです。そして、他者とのコミュニケーションに努め、自分の考えを理解してもらおうとする意欲が必要です。これには大変な忍耐を要すると思います。自分の考えを、何度も何度も、繰り返し繰り返し、語りかけなければならないのです。

　リーダーが、言い訳をしないということは、「言い訳をしない文化」につながります。スタッフが言い訳で済まそうとしたときに、それで良しとしないことが大切なことです。問題が発見されれば、「これでは不十分だ。もう一度見直してやり直そう」と言うべきです。完全にやり遂げない限り、何もしたことにはなりません。そうしてはじめて、組織にプライドが植えつけられることになりす。

　そして、リーダーは、誰よりも謙虚であるべきでしょう。仕事の重要性に比べれば、自分など取るに足りないことを認識すべきです。リーダーたる者は、自らを仕事の下に置かなければならないのです。

　この事例の管理者は、改めて、このドラッカーの言葉の意味を考え、スタッフに真摯に向き合っていただきたいと思います。そして、信頼関係が得られたら、動機づけを行い、意識教育を行って、ダブルループ学習で従来までの組織学習を刷新し、PNS定着に向けて、シングルループ学習の有効な手段である「PDCAサイクル」（**図表3-12**）を回し、業務の改善を行ってほしいと思います。

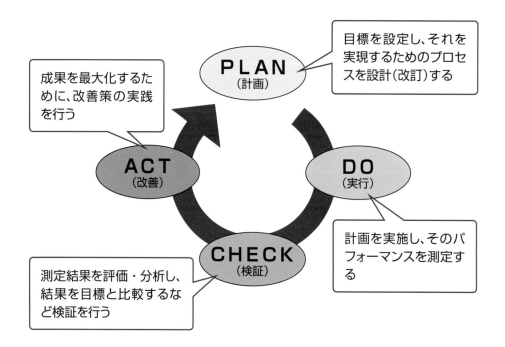

図表3-12　改善に有効なPDCAサイクル

PLAN（計画）
目標を設定し、それを実現するためのプロセスを設計（改訂）する

DO（実行）
計画を実施し、そのパフォーマンスを測定する

CHECK（検証）
測定結果を評価・分析し、結果を目標と比較するなど検証を行う

ACT（改善）
成果を最大化するために、改善策の実践を行う

6　事例 E：部署のルールが守られない・徹底されない

(1) 部署内ルールが守れない現状

　定めたルールが守られないことは、ごく当たり前のように見られます。ここでは具体的な事例は割愛します。

　どこの病棟でも、病棟内だけで決めたルールがあります。「この処置をしたときは、こうする・こうしない」など、特にインシデントが発生した際に、振り返り、対応策が現場で発案され、「今後、同じケースにはこうしよう」という病棟内ルールとなることがほとんどです。特に、熟練したスタッフは、有効な対応策を持っていることが多く、「それを病棟のルールにしましょう」と決まることもあります。

　しかし、その場で決まった病棟内ルール、次に同じケースが起きたときに徹底されているでしょうか？

　必ずしも、そのルールが守られてはいないのではないでしょうか？

　徹底されないだけでなく、「決めたのが前過ぎて覚えていない」というケースもあるかもしれません。

　残念ながら、ルールが守られないことを「前に決めたよね？」とスタッフのせい（他責）にする管理者が多くいます。しかし、ルールを決めたのは管理者です。ルールの決め方に問題があったのかもしれません。さらに、その決めたルールが部署で徹底されるようにするのも管理者です。「決めたルールを守らないスタッフが悪い」「覚えていないとはどういうことだ」と叱責するだけの管理者は最低です。

　ルールをスタッフで共有できる決め方、決めたことを覚えられ、身に付けられるような仕掛けが必要なのです。さらに、ルールが記載されたマニュアルは、「使えるマニュアル」にしていく必要があります。

⑵ ナレッジマネジメント

　部署内ルールが守られ、徹底されることに役立つ「スキル」として、「ナレッジマネジメント」があります。

　すなわち、スタッフが個別に持っている「暗黙知」を、部署内で共有し、使い勝手の良いマニュアルなどの「形式知」に変換していく手法です。まずは、暗黙知と形式知の言葉の意味を、看護現場をイメージしながら紹介しておきます。

> ● 暗黙知…スタッフそれぞれが持っている知識や技術など。熟練の勘や技などを含み、言語化できていないことがある。そのままにしておくのは、もったいない暗黙の宝物である。
>
> ● 形式知…暗黙知をスタッフの誰もが理解できるように言語化し、マニュアルなどの形式にまとめたもの。これにより、暗黙の宝物は、目に見える宝物となる。

⑶ SECI（セキ）モデル

　SECIモデルは、野中郁次郎[5]が提唱した、組織全体でナレッジマネジメントを実践する際に有効となるプロセスです。「共同化」（Socialization）➡「表出化」（Externalization）➡「連結化」（Combination）➡「内面化」（Internalization）の4段階の変換プロセスからなり、この変換プロセスをサイクル化することで（**図表3-13**）、恒常的な組織のスキルアップや業務改善が実現していきます。

- 共同化…個人の暗黙知を共通の体験などを通して、人から人へ伝達する（個人の暗黙知➡複数の人の暗黙知に変換）。
- 表出化…暗黙知を言葉に表現して、スタッフ全員で共有する（複数の人の暗黙知➡複数の形式知変換）
- 連結化…言葉に置き換えられた形式知を組み合わせたり再配置したりして、組織の形式知を創造する（複数の形式知➡組織の形式知）
- 内面化…組織で共有化された形式知を、実践や行動を通して、新たな個人の知識やスキルへと高めていく（組織の形式知➡個人の暗黙知）

　こうした4つの変換プロセスを絶えず繰り返すことで、個人の知識や技術がスキルアップし、結果として組織全体の知識や技術が「資産」となって蓄積されていくのです。組織内におけるこうした知識・技術の伝承的な活動がナレッジマネジメントです。

5　野中郁次郎：一橋大学名誉教授、経営学者。SECIモデルを1990年代に提唱した。

図表3-13　SECIモデルにおける変換プロセスのサイクル化

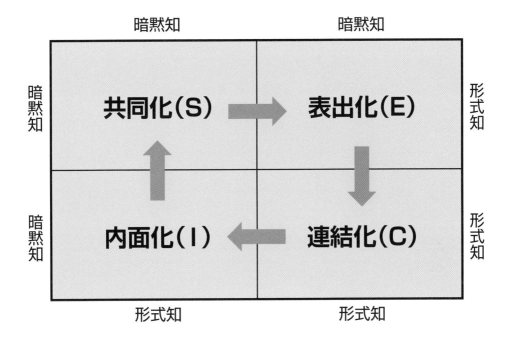

(4)「共感」と「共創」

　SECIモデルのサイクルの出発点である「共同化」に注目してみます。

　共同化は、個人の暗黙知を共通の体験などを通して、人から人へ伝達するプロセスです。暗黙知から複数の人の暗黙知への変換ではありますが、その変換作業の中心となるのが、「対面で共創する相互主観」です。共創（コ・クリエーション）とは、人と人との1対1の対話を通じて生まれる「共感」を土台にして、共に新しい価値を生み出していく営みです。言い換えれば、共同化は、「相互主観（われわれの主観）」を生み出すプロセスであると考えられています。これを起点にして、「大きな組織で共有する客観」や「個人の主観」へ変換が生まれます（図表3-14）。

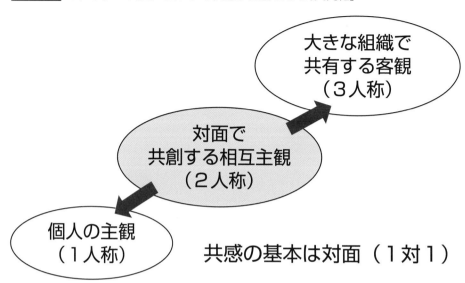

図表3-14　人と人とが対面で生まれる共感が土台となる「共同化」

大きな組織で
共有する客観
（３人称）

対面で
共創する相互主観
（２人称）

個人の主観
（１人称）

共感の基本は対面（１対１）

⑸「共同化」の重要性

　部署内ルールにおいては、過去に「共同化」が不十分なまま「表出化」（ルール化）したことが、後に問題が表面化したというケースが時折見られます。これは、人と人との対話とそれに伴う共感を土台にした「共創」が不十分であったと考えられます。

　看護現場には、多数の暗黙知が存在します。その多くが、形式知への転換が図られています。表出化のプロセスで行われる看護基準・手順、各種マニュアルの作成がその代表例です。マニュアル遵守が叫ばれています。

　病棟内のルールはどのように決まったのでしょうか？

　個人だけのものになっていることはないでしょうか？

　共有化されているはずなのに、誰も知らない、使われていないことはないでしょうか？

　ローカルルールになってしまっているものはないでしょうか？

　改めて、自部署のルールを点検してみてください。

7 事例 F：役割の付与

　病棟副師長です。

　看護師Aはこの病棟に所属して6年目、病棟のことには詳しく、与えられた課題には、いつもうまく対応しています。依頼したことは時間内に処理してくれる看護師です。

　病棟を担う中堅看護師として看護師Aには、今年度、臨地実習指導と教育委員の役割を師長が任じました。

　私は、臨地実習指導だけではなく、病棟の教育委員として、スタッフの教育に携わってほしいと考えていました。

　そこで看護師Aには、「今年からプリセプターの上にエルダーを設定したので、双方を援助し統括する役割を果たしてほしい」と説明しました。その際、看護師Aは、「何をしたらいいか、よく分かりませんが、やってみます」と言ってくれました。私は、いきなり任せるようなやり方はよくないと思い、一緒に関わっていくことも伝えていました。

　その後、「まずは、4月に1年生の担当指導者となるプリセプターの相談役となってほしい」と説明しました。ところが、看護師Aは動かず、ほかの看護師が1年生やプリセプターに働きかけていたのです。プリセプターたちはそのことに混乱していました。プリセプターには、「副師長の私も介入はしていくけれど、看護師Aが統括係であるため、相談役の役割を果たしてもらうつもりだ」と話していました。

　しかし、看護師Aからはプリセプターへ何も声かけがないことを聞き、私から看護師Aに「プリセプターへ困ったことがないか声をかけてほしい。プリセプターも相談したいことがあるようだ」と伝えました。また、プリセプターたちも、看護師Aの特徴として自分から行動する性格ではないことを理解していたようで、「私たちから直接相談する」と言ってくれました。

　やがて、プリセプターから看護師Aへ相談があり、看護師Aは、「自分がもっと

積極的に関わっていかなければいけないと感じた」と意気込みを話してくれました。その後、看護師Aは、プリセプターからの相談を受けたり、1年生へのチェックリストを作成したりといった活動するようになりました。

　私は、看護師Aが、そのうちに自分から声をかけてくれるだろうと思い、様子を見ていました。しかし、それからも同じようなことの繰り返しでした。私からの看護師Aへの働きかけは継続していますが、私がプリセプターからの相談に乗ることが多くなりました。

・・・・・・・・・・・・・・・・・・・・・・・・・・・・・・・・・・・・・・・

◀ (1) 役割マネジメントと役割理論 ‖‖‖

　組織において、役割の付与は「役割マネジメント」であり、育成に重要なマネジメント手法です。

　役割とは、集団の中で、他者との関わりにおいて相互に期待されている行動様式のことです。また、組織における役割とは、組織内の地位によって期待される行動様式といえます。

　役割を個人と社会を媒介する中核概念と位置づけ、役割の概念を用いて、社会構造と人間行為や、個人と役割との相互作用を解明しようとするアプローチを「役割理論」と言います。

　ある実験では、実験参加者を看守役と囚人役に分け、模型の刑務所の中で生活させたところ、まったく指示がないにもかかわらず、看守役は看守らしく、囚人役は囚人らしく振る舞うようになったという結果が出たそうです。人は自分の役割を自覚すると、その役割に応じた考え方や行動をしてしまう傾向があるのです。

　事例Fにおいて、役割を任じられたスタッフが役割行動を起こすには、上司の「役割期待」に加えて、部下の「役割認識」が必要です（**図表3-15**）。最低でもこのキャッチボールが成立することが求められます。

図表3-15　役割行動に必要な役割期待と役割認識

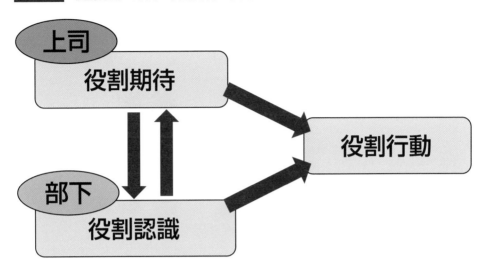

◀ **(2) 役割理論から部署の役割マネジメントを考える** ▮▮▮

　事例Fにあった病棟副師長の次の話に注目してみましょう。さて、役割期待と
役割認識のやりとりが成立しているでしょうか？

〔病棟副師長の話〕

「今年からプリセプターの上にエルダーを設定したので、双方を援助し統括する
役割を果たしてほしい」と説明しました。その際、A看護師は、「何をしたらい
いか、よく分かりませんが、やってみます」と言ってくれました。

　確かに上司（病棟副師長）は、「役割期待」を述べています。しかし、看護師
Aは、「何をしたらいいか、よくわかりません」と答えています。この時点で、
部下（看護師A）は、「役割認識」ができていないと考えてよいでしょう。つま
り、「上司・部下間のキャッチボールは成立していない」と考えるべきです。
　「役割認識」が不十分な看護師Aをそのままの状態にしたまま、管理者が看護師
Aに「役割期待」をしても、無理な話です。また、「役割行動」についても、両
者で納得しているわけではありませんので、上司が期待しても、理不尽な要求と
なってしまいます。

加えて、上司には自分自身に対して、「批判的思考」が必要であったと考えられます。

改めて事例文を読む限りは、管理者は出来事を主観でしか見ていないことが分かります。部下の立場でこの出来事を見れば、「何をすればいいか分からず、具体的な説明もないので、どう動いていいかわからない」と思えるはずです。

⑶ ３つのＳで組織をデザイン

相手が動かないのには、それなりの理由や根拠があるのです。新しくエルダー制を導入し、プリセプター・エルダーを統括する役割を初めて設置したのであれば、少なくとも、看護師A、プリセプター、エルダー、副師長と顔を合わせて、話し合いを持つべきです。これは、組織デザインに必要な「３つのS」（**図表3-16**）で考えるとさらによいでしょう。

そして、３つのデザインは組織の戦略と密接な関係があり、その相互関係が組織戦略とピタリと符合したときに、組織ビジョンの達成が可能となるのです（**図表3-17**）。

図表3-16　組織デザインに必要な３つのＳ

Structure（骨格・指揮命令系統）

System（制度・ルール）

Staffing（人材配置・任免）

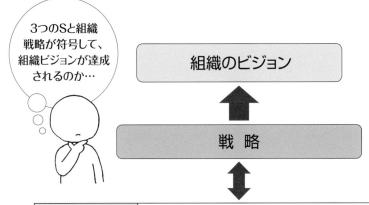

図表3-17　組織ビジョン、および、組織戦略と３つのＳとの関係

構造 Structure	組織図として表される組織ユニットと その連関の体系
システム System	組織を動かすためのルールや規則
スタッフィング Staffing	誰をどこに据えるかという具体的な配置

⑷ ３つのＳで事例の課題を考える

　事例Fにおける課題を考えてみましょう。

　この事例は、新人教育体制（組織）を新たに作った場面といえます。プリセプターの上にエルダーを置き、その二人を統括する役割作り、新たな組織の「構造」を作りました。

　また、「スタッフィング」で、プリセプター、エルダー、統括者をそれぞれ任じています。その統括者に看護師Aを任じています。

　ところが、この新たな組織における「システム」のデザインが不十分だったのです。

　つまり、「構造」と「スタッフィング」をしただけで、「組織を動かすためのルールや規則」が明確ではありませんでした。新設した役割の中身が明確ではないままで進めても、組織の戦略やビジョンを達成することはできません。ここに事例の課題がありました。

　それゆえに、看護師Aだけを責めるのは、まったくナンセンスなのです。

⑸ 氷山モデルで問題の本質を導き出す

これまでの解説を元に、氷山モデルを描き、問題の本質を導き出すと、「新たな新人教育体制の共通理解がない」という問題の本質が見えてきます（**図表3-18**）。

図表3-18 氷山モデルによるシステム思考で、問題の本質を考察する

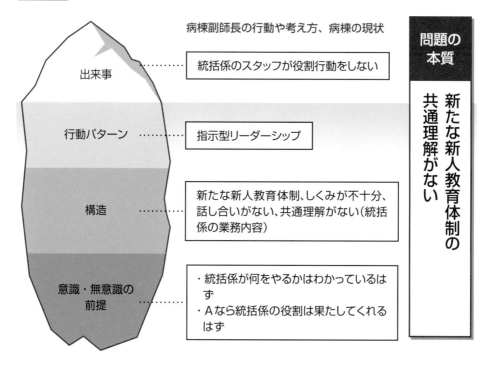

病棟副師長の行動や考え方、病棟の現状

出来事 …… 統括係のスタッフが役割行動をしない

行動パターン …… 指示型リーダーシップ

構造 …… 新たな新人教育体制、しくみが不十分、話し合いがない、共通理解がない（統括係の業務内容）

意識・無意識の前提 …… ・統括係が何をやるかはわかっているはず
・Aなら統括係の役割は果たしてくれるはず

問題の本質 新たな新人教育体制の共通理解がない

8 事例 G：インシデントが減らない

最近、私が師長を務める病棟では、内服薬のインシデントが減らずに困っています。

当病棟では、手術後の内服薬をすべて看護師管理にしています。その後、抗生剤の終了時に再評価し、看護師配薬か、患者管理かを決定することにしていま

す。ちなみに、患者の持参薬はすべて看護師管理としています。

　しかし、最近は、患者管理とした場合でも、1日分を朝、患者に渡すと、昼と夜とを間違えてしまったり、患者が持っている薬を勝手に飲んでしまったりするインシデントが起きています。

　以前に比べ、看護師業務がどんどん増えています。評価を行い、薬の管理を任せて大丈夫な患者の場合は、患者管理にしているのですが、内服薬のインシデントが減りません。

・・・・・・・・・・・・・・・・・・・・・・・・・・・・・・・・・・・・・・・

◀ (1) 他責思考の戒め ┃┃┃

　現在の医療現場では、医療安全は、何より重要なテーマです。なかでも、薬のインシデントは、大きな医療事故につながる恐れがあり、特に気を付ける必要があります。どこの病院でも、どの部署でも、この問題は共通するものと思われます。

　事例Gは、「内服薬のインシデントが減らない」という管理者の訴えです。この病棟では、状況によって患者管理にするケースと看護師管理にするケースと分けているようです。この事例文を読んでいますと、看護師長は、「内服薬のインシデントが減らないのは、患者のせいだ」と言っているようにも思えてしまいます。「看護師業務がどんどん増えています」と多忙さも主張しています。もちろん、看護業務が忙しいからと言って、インシデントが増えてよいわけではありません。患者管理のインシデントが減らないのであれば、何らかの対策を打つべきです。他責で愚痴をこぼしているだけでは、永久に問題は解決しません。

◀ (2) 環境の変化が問題の本質を変える ┃┃┃

　これまでは、患者管理にしていても、問題なかったようですが、最近はそうでもなさそうです。これは、環境の変化と捉えるべきです。環境が変化していれば、当然ですが、対応策も変える必要があります。

　この師長は、何か変えているでしょうか？

何も変えていないのであれば、状況が変わらないのは当然です。インシデントが減る要素がないのです。この看護師長は、何もしていないにもかかわらず、「インシデントが減らない」と愚痴をこぼしているのです。マネジメント行動はありません。

　氷山モデルを描くと、患者管理が難しい高齢者や認知症の患者が増えているのにも関わらず、「内服薬の患者管理のしくみ・ルールの再評価がない」という問題の本質が浮かび上がります（**図表3-19**）。病棟師長が今やるべきことは、明らかです。

図表3-19 氷山モデルによるシステム思考で、問題の本質を考察する

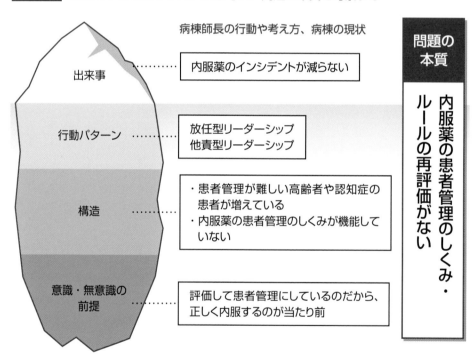

病棟師長の行動や考え方、病棟の現状

問題の本質

内服薬の患者管理のしくみ・ルールの再評価がない

出来事	内服薬のインシデントが減らない
行動パターン	放任型リーダーシップ 他責型リーダーシップ
構造	・患者管理が難しい高齢者や認知症の患者が増えている ・内服薬の患者管理のしくみが機能していない
意識・無意識の前提	評価して患者管理にしているのだから、正しく内服するのが当たり前

事例H：時間外勤務が多い、退院支援カンファが開かれない、IC同席率が低い

　看護師長です。

　「働き方改革法」を施行以降、年次有給休暇の5日以上取得が義務付けられました。そこで、当院は、時間外勤務時間の大幅削減を病院目標として掲げました。看護部は「看護の質向上」「地域との連携」「働きやすい職場」を目標に掲げています。

　当病棟は、卒後3年未満のスタッフが40％と多いのが特徴です。眼科・内科を診療科に持ち、平均在院日数が9日と短く、入退院が多い多忙な部署です。

　昨年度、残業時間が看護部の中で一番多く、有給休暇の取得も進んでいませんでした。特に、始業時間より早く出勤する若手スタッフが多く、かなりの時間外勤務となっています。また、退院支援が必要な患者のカンファレンスも7日以内開催はほとんどできていません。

　加えて、医師が急にIC（インフォームドコンセント）を行うため、看護師同席ができていない現状があり、同席率も低いままです。問題山積で、どこから手を付けてよいのか、分かりません。

・・・・・・・・・・・・・・・・・・・・・・・・・・・・・・・・・・・・・

◀ (1) 仮説思考で問題を整理、深掘りする

　現場で問題が山積していて困っている師長の事例です。ただし、問題山積みは結果であり、結果だけ見ていては問題解決しません。まずは、論理的思考である「仮説思考」で、問題を整理しながら、それぞれの原因を「なぜ、なぜ」と深掘りすることが必要です。

🏠 時間外勤務（早出出勤）が多い

若手スタッフが早出出勤するのはなぜでしょうか？

　記録から最新情報を取る必要性だけでなく、パートナーに「そんな情報もとっていないの？」と言われないようにするからかもしれません。情報を持っていないことで、「不安」があるのだと考えられます。管理者の自責で考えれば、「若手スタッフの不安を管理者が解消させる手立てをしていない」のだと思います。

🏠 退院カンファレンスが7日以内に行われない

退院カンファレンスが7日以内に行われないのはなぜでしょうか？

　スタッフは、その必要性はわかっているはずです。でもできないのはなぜか。

入院期間が短く、患者担当者の勤務の都合で開催の機会を逸しているという「構造・しくみ」の問題かもしれません。他部署と連携が取りにくいという「関係性」の問題かもしれません。

🏠 IC 同席率が低い

IC同席率が低いのは、医師との取り決めが曖昧になっているのかもしれません。外来が終わった後にICをやってしまったなんていうこともよく耳にします。いつ、どこでやるのか、そしてICが決まったならば、それをどのように看護師と共有するのか。これは、「しくみ」の問題と考えられます。

いずれも、問題の表出は結果であり、結果には必ず原因があります。「どこから手を付けてよいのか分からない」と嘆いていても問題は解決しません。今ある情報から仮説を立てて、一つひとつ検証していくしか手立てはありません。

他の病棟でも同じようなことはあるはずです。情報を集め、何かしらの類推をして、検証していくべきだと考えます。「アナロジーのプロセスフロー（仮説検証）」（**図表3-20**）の手順で、他の病棟の先行事例を自部署に応用し、評価・検証を行うことで、一つひとつの問題を解決していきましょう。

図表3-20 仮説検証に他部署の先行事例を取り込む

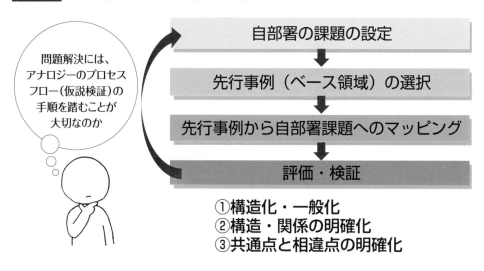

問題解決には、アナロジーのプロセスフロー（仮説検証）の手順を踏むことが大切なのか

自部署の課題の設定

先行事例（ベース領域）の選択

先行事例から自部署課題へのマッピング

評価・検証

①構造化・一般化
②構造・関係の明確化
③共通点と相違点の明確化

◀ (2) 問題の本質を厳しく捉える

　氷山モデルで、事例Hを見ていくと、「問題が山積しても、何もしていない、行動に移していない」という管理者の放任型、および、他責型リーダーシップという厳しい現状が浮上してきます。システム思考で、こうした厳しい現状を明確にし、それに、勇気を持って向かい合うとき、問題解決への道が見えてきます。

図表3-21　氷山モデルによるシステム思考で、問題の本質を考察する

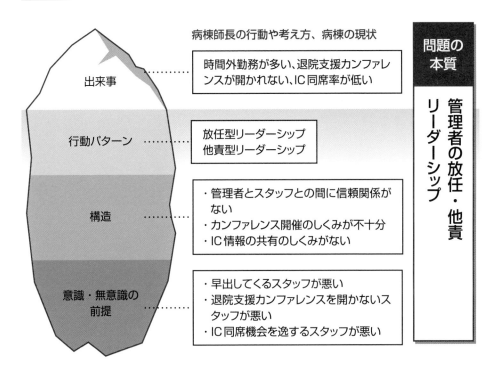

病棟師長の行動や考え方、病棟の現状

出来事
時間外勤務が多い、退院支援カンファレンスが開かれない、IC同席率が低い

行動パターン
放任型リーダーシップ
他責型リーダーシップ

構造
・管理者とスタッフとの間に信頼関係がない
・カンファレンス開催のしくみが不十分
・IC情報の共有のしくみがない

意識・無意識の前提
・早出してくるスタッフが悪い
・退院支援カンファレンスを開かないスタッフが悪い
・IC同席機会を逸するスタッフが悪い

問題の本質
管理者の放任・他責リーダーシップ

第 **4** 章

指導・教育・
育成事例と解説

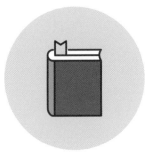

1 本質を捉えた指導・育成は最重要テーマ

　専門職である看護師にとって、指導・教育・育成は、何にも増して最重要テーマと言ってよいでしょう。新人が入れば一人前に育てていく、中堅・ベテランには、モチベーションを高めてバリバリと動いてもらう、スペシャリストには、持てる能力を発揮してもらわなければなりません。次世代管理者・リーダー育成も必要です。近年は、自分より年上のスタッフ、プラチナナースの指導・育成といった課題も注目されています。

　第4章では、本質を捉えた指導・育成について、10個の事例を通して学んでいきます。

2 事例A：新人指導がうまく進まない

　病棟の副師長です。

　例年、新人スタッフが入職する際の病棟でのスタッフの指導方法についてです。

　私たちの病棟では、日々同じスタッフが指導することが困難であるため、対応方法を統一するため、ファイルを作成し、どのように指導していくか書面で提示するとともに、申し送りするようにしています。

　7年目の看護師Aは病棟経験が少なかったため、これまであまり新人に教えるといった経験がありませんでした。そんな看護師Aが、今回、新人Bと1日ペアで働くことになりました。

　看護師Aの1日の受け持ちは5人です。そのうち3人を新人Bがメインで持つことになりました。私は、「新人Bが情報収集した内容を基に処置合わせをすること、その際に、情報収集の不足点のアドバイスや病態理解を進められるようアド

バイスしてほしい」と看護師Aに依頼したところ、「分かりました」との返答がありました。私には、教えることを通して看護師A自身の成長につながればいいなという思いがありました。

　しかし、二人が処置合わせをしている場面を確認すると、看護師Aは、新人Bから情報収集した内容を聞かずに、処置や病態についてカルテを見ながら説明しているだけでした。

　私は、看護師Aを別室に呼び、「なぜ、新人Bからの情報収集した内容を確認しないのか」と問うと、「遅くなるじゃないですか。手術出しもあるので急がないと」と答えました。そこで、「早く物事を進めたいという気持ちも分かるが、今は新人スタッフを教える時期であるし、そのために受け持ち人数も少なくしている」と説明した上で、「新人Bのペースに合わせて動いてほしい」と伝えました。

　私は、新人への指導方法に関して書面で掲示している上に、口頭でも説明したにも関わらず、自分のペースで、物事を進めようとする看護師Aの態度にいらだちを覚えました。看護師Aには、今後、新人を教えてほしくない、新人とペアを組むのは避けようと思っています。

・・・・・・・・・・・・・・・・・・・・・・・・・・・・・・・・

◀ (1) 新人教育について

　新人教育は、どこの病院でも大きなテーマになっています。毎年定期的に新人が入職してくる病院においては、部署でプリセプター、エルダー、教育責任者などの役割を決め、組織として動いていることがほとんどだと思います。

　もちろん、新人教育の年間担当を決めていても、勤務の関係で必ずしもいつも一緒というわけにはいきません。その際には、別のスタッフに新人教育を委ねることとなります。さらに、すべてのスタッフが新人教育に長けているわけではありません。

　PNSを導入している病院においては、当日のパートナーが、育成の役割を担うことになります。そのために、誰が新人とペアになってもよいように、事前に教育方法を統一しておく必要があります。

◀ ⑵ 管理者の固定観念と先入観を推測する ▏▎▎

事例Aの病棟では、「対応方法を統一するため、ファイルを作成し、どのように指導していくか書面で提示するとともに、申し送りするようにしています」とあります。病棟としては、しくみをしっかり作っており、準備は十分に行っています。

しかし、7年目看護師Aは、管理者の期待どおりの動きはしてくれませんでした。なぜでしょうか？

ここで、「これが当たり前、こうすべき、～のはず、こうあらねばならない、看護師Aはこんな人だ」という管理者の固定観念・先入観について憶測すると、次のようなものが挙げられます。

- 病棟のスタッフとして新人に教えることは当たり前
- 7年目なのだから指導してくれるはず
- 事前に新人指導の方法を説明し、依頼したからやってくれるはず
- 看護師Aは病棟経験が少なかったため、これまであまり新人に教える経験がなかった

◀ ⑶ 管理者の「自責」の観点から考える ▏▎▎

次に、看護師Aが副師長の期待通りに動いてくれなかった原因を、管理者の自責の観点で考えます。

🔒 説明の内容は伝わったのか？ ▏▎▏▎▏▎▏▎▏▎▏▎▏▎▏▎▏▎▏▎▏▎▏▎▏

副師長は、「新人への指導方法に関して書面で掲示している上に、口頭でも説明した」と言っています。では、この説明の内容はどうだったのでしょうか？

この事例文では確認できません。ひょっとして説明の内容が伝わっていなかったかもしれません。

看護師Aは、「分かりました」と答えていますが、一方的な説明で終わっていた恐れがあります。言わなければならないことを並べるだけで、看護師Aの思いを確認できていないと考えることもできます。

🔒 押し付けていないか？ |||||||||||||||||||||||||||||||||||||||||||||||||||

　見方を変えれば、副師長の指示が「私の言う通りにして」という「押し付け」になっていたとも言えそうです。

　看護師Aが「分かっていても行動しない」とすれば、頭で理解できても、納得していない、感情がついていっていないと考えられます。こうした会話は、一方向のコミュニケーションであり、「強制型のリーダーシップ」スタイルとなります。

🔒 二人の関係性はどうか？ |||||||||||||||||||||||||||||||||||||||||||

　副師長と看護師Aとの関係性はどうでしょうか？

　副師長は、「看護師Aの態度にいらだちを感じました」と悪感情を抱くことがあるようです。おそらく、二人の関係は日常的に良くないのでしょう。しかも、悪感情があると、なおさら強く、強制型リーダーシップが出ていると推測できます。これには、「病棟経験が少なかったため、これまであまり新人に教えるといった経験がありませんでした」という固定観念も影響していると考えられます。

🔒 モチベーションはどうか？ |||||||||||||||||||||||||||||||||||||||||||

　自分の意見も聞かれず、言えずのまま、こうしなさいと押し付けられた看護師Aにとって、新人育成のモチベーションは、果たして高まるでしょうか？

　これまで新人を教える機会がなかったとはいえ、7年目であれば、そこそこの教育経験はあるはずです。副師長が何も意見を聞かず、いかにも「できないだろう」と事細かに教えることは、モチベーションを下げてしまう逆効果になったのではないでしょうか？

🔒 どのようなリーダーシップが適切か？ ||||||||||||||||||||||||||||||||

　SL理論でいえば、新人に対して効果が認められる「教示的リーダーシップ」で、成熟度の高い部下に関わっている状態であるといえます。看護師Aに対しては、「説得的リーダーシップ」、または、「参加的リーダーシップ」が適切だと言えるでしょう。

🔒 承認欲求は満たされているか？ ||||||||||||||||||||||||||||||||||||

　副師長から、「新人への指導方法に関して書面で掲示している上に、口頭でも説明」された看護師Aは、承認欲求が満たされていません。もしかしたら、副師長から認められるように、手術出しという業務優先となってしまっているのかもしれません。

⑷ 氷山モデルにより、問題の本質を導く

　ここまでの考察を氷山モデルに整理し、問題の本質を導き出しましょう。すると、副師長から看護師Aに対して、「新人教育にあたっての動機付け不足」が、この事例の問題の本質と言えます（**図表4-1**）。

図表4-1　氷山モデルによるシステム思考で、問題の本質を考察する

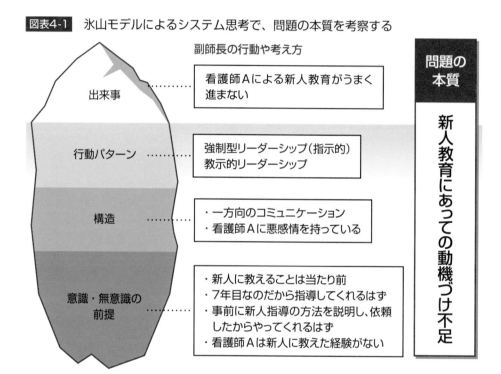

副師長の行動や考え方

| 出来事 | 看護師Aによる新人教育がうまく進まない |

| 行動パターン | 強制型リーダーシップ（指示的）
教示的リーダーシップ |

| 構造 | ・一方向のコミュニケーション
・看護師Aに悪感情を持っている |

| 意識・無意識の前提 | ・新人に教えることは当たり前
・7年目なのだから指導してくれるはず
・事前に新人指導の方法を説明し、依頼したからやってくれるはず
・看護師Aは新人に教えた経験がない |

問題の本質：新人教育にあっての動機づけ不足

3　事例B：部下に先輩を指導させる際のマネジメント

　外来の看護主任です。

　当病院は、循環器疾患を主とした専門病院です。私が所属する外来では、1週間で、約1,500人の外来患者が治療のため来院し、約40〜60人の患者が入院します。救急搬送は1カ月で40〜60件あり、紹介患者が6割を占めています。看

護師23名（師長・主任・パート・再雇用含む）、看護補助者 7名で外来業務を分担しています。看護師の年齢区分は、30代4名、40代6名、50代8名、60代5名とほぼ全員が中堅・ベテランのスタッフです。

　今年は、複数名のリーダー看護師育成を目標としています。

　日々の外来業務は、日勤（看護師・看護補助者）で、診察室、検査室に分かれて業務にあたっています。看護師1人がリーダーとして統括、患者からの問い合わせ対応、救急隊から連絡を受けるなどの業務を行っています。リーダー業務は、ラダーレベル 3 以上が行い、リーダーとして活動する際は、事前にチェックリストを使用した指導を行うとともに、1週間の見習い期間を設けています。

　今年、看護師A（40代）が初めてリーダー業務を行うにあたり、自分より年齢が上のスタッフを采配し、患者の安全確保、診療を円滑に進められるように指導を行いました。1週間の見習い期間中は、何もトラブルなく順調でした。

　ところが、リーダーとして1人立ちした際、早速、他のスタッフからの苦情が発生したのです。苦情内容は「リーダーから連絡がない」「リーダーに電話がつながらない」「リーダーだけが忙しそうにしていて、報告できない」などでした。

　現状確認を行うと、1人で多数の問い合わせを抱え込み、その対応や記録に追われ、勤務時間内に終了できない状況となっていました。看護師Aに確認すると、「年配の看護師に指示をするときに、どう伝えればよいか難しい。頼りにくい。お願いしても、返事をしてもらえない。余裕がない。自分でしなくてはと思った」などの話が聞けました。

・・・・・・・・・・・・・・・・・・・・・・・・・・・・・・・・・・・・・・

◀ (1) 年上スタッフのマネジメントの難しさ ▌▌▌

　多くの病院で、「外来はベテラン看護師の配置が多い」という現状があります。管理者やリーダーより年上のスタッフをマネジメントしなければならないことは、日常的な風景です。働き方改革やプラチナナースの再雇用、再就職など、60歳以上の看護師も多く雇用されて実際に活躍しています。

　先日、このテーマである看護管理者と話をしたら、「部下全員が年上だった、元管理者がたくさんいる」とのことでした。特に外来は、リーダーが年上のス

タッフに指示を出すケースが多く見られるようです。難しいのは、以前の部署で先輩だったり、自分が新人だったときの指導者だったりと、過去の人間関係が残っていたりすることです。

◀ (2) リーダー初心者の思い

外来の看護主任であれば、ポジションパワーもあり、スタッフが年上でもまだ、指示は出しやすいものですが、初めてリーダーになった看護師の場合は、役割とはいえ、かなりの遠慮が出ることが容易に想像できます。

事例Bでは、その後の看護主任への聞き取りで、「私自身が看護師Aの思いを知らず、指導の仕方、伝え方に問題があったと感じた」と振り返っていました。初めてのリーダーであり、わずか1週間の見習い期間を経て、独り立ちしたAさんの思いは、いかばかりだったでしょうか。

◀ (3) 看護主任のリフレクション

この看護主任は事例を振り返り、「看護師Aには経験があり、言葉だけで伝わっていると思い込みがあった」と自分のマネジメントの不足に気付いています。さらに、今回の事例をリフレクション（内省）して、「看護師Aは、年齢が上の人へ指示する自信がなく、苦手であり、責任感が強く、自分自身で仕事を抱え込んでしまうことが分かった」と発言しました。つまり、看護主任が看護師Aに行った1週間の指導の際に、「どのような内容を、どのようにスタッフに依頼したらよいか」について、伝え方を工夫しながら行う必要があったのです。

◀ (4) 氷山モデルで問題の本質を導き出す

しかし、問題は、伝え方だけではなさそうです。氷山モデルで問題を整理すると、見習い期間がわずか1週間の「リーダー育成プログラムが不適切」という問題の本質があぶり出されます（**図表4-2**）。リーダー育成プログラムそのものについて、「批判的思考」で見直す必要があると思われます。

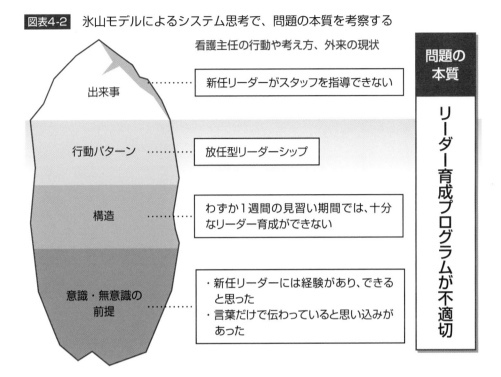

図表4-2　氷山モデルによるシステム思考で、問題の本質を考察する

看護主任の行動や考え方、外来の現状

問題の本質

リーダー育成プログラムが不適切

出来事 …… 新任リーダーがスタッフを指導できない

行動パターン …… 放任型リーダーシップ

構造 …… わずか1週間の見習い期間では、十分なリーダー育成ができない

意識・無意識の前提 ……
・新任リーダーには経験があり、できると思った
・言葉だけで伝わっていると思い込みがあった

4 事例C：ベテラン看護師のマネジメント

　看護師長になって2年目の管理者です。

　あるベテラン（先輩）看護師Aさんについて、どう対応したらよいか困っています。Aさんは、整理整頓が得意で、部署の物品や医療材料などの置き場所について、よく意見を出し、率先して整理してくれます。Aさんには、とても感謝していて、その都度、感謝の意を伝えています。

　ところが、あるとき、若手スタッフBから、「物品Xの置き場所が分からない」と、話が私の所に来ました。どうやら、Aさんが片付けたらしいのです。

　スタッフBの話を受けて、私は、Aさんに話に行きました。「若手スタッフが物品Xの置き場所が分からなくて困っています。Aさんが移動させているみたいと、私のところに、言いに来たの」と伝えました。すると、Aさんは、「使用頻

度が多いので、すぐに乱雑になり、今の置き場所が良くないと思って、整理して、少し移動させました」と答えました。私は、「とにかく、移動させたのであれば、みんなに共有してください」と伝えました。

　Aさんは、納得していない様子でした。

・・・

◀ (1) 板挟み状態を招くもの ||||

　管理者は、「困ったAさん」と思っているようです。実は、このような事例は、「関係重視型リーダーシップ」を取る管理者、特に若手管理者によく現れます。

　事例Cの師長は、若手スタッフBの意見を聞いて、看護師Aに伝える。今度は、看護師Aの言い分を聞いて、困ってしまう…。つまり、板挟み状態になって、どうしたらよいか分からなくなったのではないでしょうか。

　Aさんは、物品が乱雑なことを放置できず、部署のために、良かれと思って、率先して行動していますから、納得できなかったのだと思います。

　この師長は、スタッフBの意見を「伝えただけ」。言ってみれば、「伝言」「仲介」です。師長自身の意見、思い、考え方は、看護師Aにも、スタッフBにも、まったく述べていません。「伝言」「仲介」は、マネジメントではありません。

◀ (2) 3者の関係を可視化する ||||

　登場人物が3人以上になった場合は、少し問題が複雑化しています。第1章「**3可視化・モデル化**」の「**図表1- 5　可視化のためのテンプレート**」で、3者の関係を可視化してみましょう（**図表4-3**）。

　矢印は、主たる話の方向です。

　師長は、若手スタッフBと先輩ベテラン看護師Aの両方から矢印が伸び（①、②）、話を受けていることが分かります。AとBとの間で、師長が板挟み状態になっているのです。加えて、3人で話し合っていないことも分かります。

　話し合う機会（しくみ）は作れるはずなのに、上辺だけの関係を重視してあつれきを避けているため、問題が解決しないのです。

　若手スタッフBが先輩看護師Aに直接ものを言えない職場であることから、「心理的安全性の低い職場」であるとも考えられます。

図表4-3　板挟み状態を可視化する

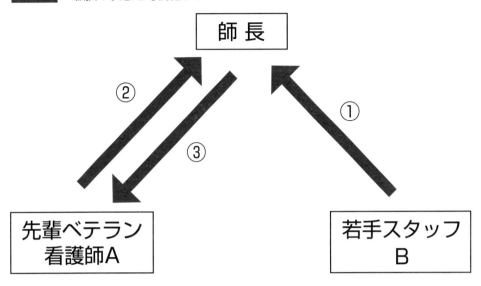

（3）氷山モデルで問題の本質を導き出す

　氷山モデルを使い、問題の本質を導き出してみましょう（**図表4-4**）。

　先輩ベテラン看護師Aが行った、整理整頓は「部分最適」です。部署の管理者としては、その行為は認めつつ、この部分最適を「全体最適」にするにはどうしたら良いか。それには、病棟内で起きていることを俯瞰する力が必要です。

　問題の本質は、関係性を重視に偏ったために見失っていた「師長の俯瞰力」であり、「全体最適化意識不足」にありそうです。病棟を俯瞰し、全体最適化を実現しようとすれば、3人で話し合おうと思えたかもしれません。

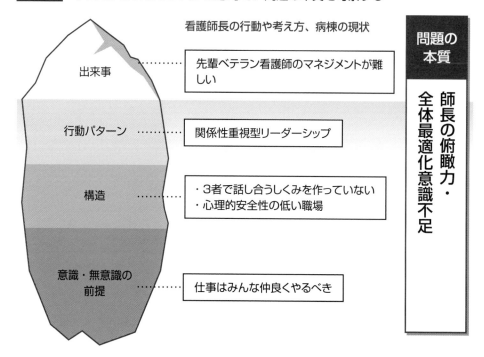

図表4-4 氷山モデルによるシステム思考で、問題の本質を考察する

看護師長の行動や考え方、病棟の現状

出来事	………	先輩ベテラン看護師のマネジメントが難しい
行動パターン	………	関係性重視型リーダーシップ
構造	………	・3者で話し合うしくみを作っていない ・心理的安全性の低い職場
意識・無意識の前提	………	仕事はみんな仲良くやるべき

問題の本質

師長の俯瞰力・全体最適化意識不足

◀ (4) 悪循環を可視化する ▶

　問題の本質が分かったところで、部分最適である先輩ベテラン看護師Aの行動にも触れておきましょう。看護師は、そもそもなぜ、「部署の物品や医療材料などの置き場所について、よく意見を出し、率先して整理してくれる」のでしょうか?

　ここでは、承認欲求を求めていることが考えられます。自分の得意なところを率先して行動し、物品置き場がきれいになっていることで、承認が得られると知っているからかもしれません。実際、管理者は、「Aさんには、とても感謝していて、その都度、感謝の意を伝えています」と言っています。

　しかし、見方を変えれば、日々の業務において、管理者が看護師Aをこの行動以外では承認していないのではないかとも推察されます。

5 事例 D：患者から無視されている中堅看護師のマネジメント

病棟の主任看護師です。

当院は、チームナーシング一部受け持ち制です。日勤で勤務中に同じチームの中堅看護師Aから「自分の受け持ち患者Bの処置を手伝ってほしい」と申し出がありました。その理由について、「患者Bから無視されているんです。何を言っても聞いてくれなくて、主任さんに処置を一緒にしてもらいたい」と話しました。

患者Bは、入院時より医師に対して「こんなところに入院したくない」と言ったり、ケア実施時も「やめてもらえませんか？」と強い口調で話したりすることがありました。コミュニケーションがとりづらい患者であったことを私も知っていたので、処置を一緒にすることにしました。

患者Bの元へ一緒に訪室し、患者Bには、私から処置を実施することを伝えました。患者Bは、私からの問いかけにはしっかり返答がありましたが、看護師Aからの問いかけには、返答がありませんでした。

その処置の後、私は、看護師Aに、処置時の問いかけに対して、患者さんからの返答はなかったが、看護師としてしっかり言葉かけができていたこと、返事がなくても態度に出さなかったことを言葉にして、褒めました。

しかし、それに対し、看護師Aから驚く言葉が返ってきました。「うざ！ 早く家に帰ったらいいのに…。はあ？ って思うんですけど…何で私だけ、そんな態度を取られないといけないのかって思う」という言葉です。そのとき、ナースステーションにいた後輩看護師や他のスタッフがその発言を聞いていました。

私としては、看護師Aが中堅でありながら、自分の心の声を発してしまったことが不愉快でしたし、心の声そのものも不快でした。同時に、患者Bが自分（A）をどうして無視しているのかを考えた言動が見られないことも疑問に思いました。

看護師Aには、モチベーションの低さや、キャリアを積んでいくことを拒むよ

うな発言が過去にもありました。今回のようなことも、これまでに数回あり、「看護師Aの発言をどうにかしたい」という気持ちは以前から抱いています。

　看護師Aは、師長から注意を受けても、あまり効果がありませんでした。私からは、これまで注意をしたことがなく、今回もその場で注意することができず、何も言えずに終わってしまいました。

・・・

◀(1) 関係性重視型リーダーシップの弱点

　中堅看護師の事例です。主任に一緒にケアに入ってもらうことを依頼しているので、看護師Aは、この主任には一定の信頼を置いていると考えます。しかし、「うざ！」以下の発言をした看護師Aに対して、主任は、不愉快であったのにも関わらず、その場で注意することができず、何も言えずに終わっています。

　処置時のことは褒めてはいますが、患者を非難するこの発言については、何も言えていないので、この主任のリーダーシップスタイルは、あつれきを避ける「関係重視型」だと考えられます。

　関係重視型リーダーシップは、部下が個人的な関係よりも、目先の仕事や業績を重視している場合には、効果的ではありません。看護師Aは、処置中に返事をしてくれない患者の気持ちよりも、自分の仕事を手間取らせる患者の言動に怒りが向いているようで、主任は何もできていない状態です。

◀(2) 一次感情に着目する

　看護師Aの病棟内での発言は、明らかに「怒り」です。アドラー心理学でいえば、「二次感情」にあたります。

　怒りの奥底には、「一次感情」である「寂しさ」「悲しさ」があるのです。まずは、ここに着目しなければなりません。主任は、看護師Aのこの感情の声を聞けていないのではないでしょうか？

　主任は、「モチベーションの低さや、キャリアを積んでいくことを拒むような発言」をする看護師Aに対する悪感情や先入観が邪魔をして、寄り添えていない

のかもしれません。実際、「患者Bが自分（A）をどうして無視しているのかを考えた言動が見られない」を疑問に思ったことについて、言葉にして看護師Aに質問していません。思っていることと言動とが一致していないのです。すなわち、関係を重視するだけでなく、悪く言えば見て見ぬふり、放任しているとも捉えられます。

⑶ よく聞くことの重要性

　リーダーに最も必要な能力の一つは、「人の言うことをよく聞く」（第3章ドラッカーの言葉参照）です。ところが、この部署の管理者たちは、まったくできていないようです。

　師長は注意をするばかり、主任は放任。これでは、この中堅看護師がかわいそうにすら思えます。自分の気持ちや悩みを聞いてもらえていないのです。看護師Aは、今は、どうしたらよいか悩んでいる、自分の姿が見えていない状態だと言えます。

　主任が話をよく聞くことによって、看護師Aの考え方や価値観、キャリアを積むことを拒む理由、モチベーションが低い理由などが分かるかもしれません。

　氷山モデルで問題の本質を考察しても、「主任が看護師Aの話を聞けていない」が挙がります（**図表4-5**）。

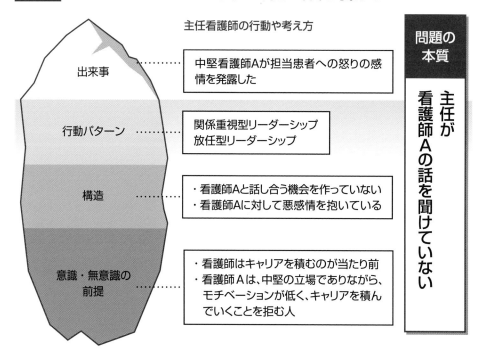

図表4-5 氷山モデルによるシステム思考で、問題の本質を考察する

主任看護師の行動や考え方

出来事 …… 中堅看護師Aが担当患者への怒りの感情を発露した

行動パターン …… 関係重視型リーダーシップ／放任型リーダーシップ

構造 …… ・看護師Aと話し合う機会を作っていない／・看護師Aに対して悪感情を抱いている

意識・無意識の前提 …… ・看護師はキャリアを積むのが当たり前／・看護師Aは、中堅の立場でありながら、モチベーションが低く、キャリアを積んでいくことを拒む人

問題の本質　主任が看護師Aの話を聞けていない

⑷ コーチングで話を聞き、気付いてもらう

　主任は、どのように話を聞けばよいのでしょうか？

　看護師Aの患者Bに対する対応の詳細が分かりませんが、少なくとも主任が看護師Aと一緒に事例の振り返りをするのがよいでしょう。

　看護師Aは、質問すらしてもらえていないので、出来事を客観視できていないはずです。その上で、問題に気付いてもらうコーチングが必要です。

　決してティーチングにしてはいけません。「何が良くなかったのか」「何が足りなかったのか」という原因を徹底的に一緒に考えるのです。ひょっとしたら、この主任は、何が良くないのかが分かっているのかもしれません。そうであれば、なおさらコーチングスキルを活用して、気付いてもらうのです。

6 事例 E：ベテラン看護師の モチベーションが低い

副看護師長です。

　ある日の日勤、前日より受け持ち患者のチーム分けがしてあり、さらに、入院当番、緊急入院当番（看護師 A、看護師 B 2 人）も振り分けていました。

　看護師 A は、キャリア30年のベテランです。知識・技術ともに十分で仕事は速く、いわゆる「できる看護師」です。当病棟では 3 年目であり、それなりに経験もありますが、気分にムラがあり、後輩は気を遣いながら接していました。

　あるスタッフが、「A さんは、いつもではありませんが、緊急入院や予定入院などのめんどくさい仕事はあまりやりたがらないことがあります」と言って来ました。そこで、当日の朝の申し送り後、「緊急入院の担当の看護師は、入院があるものと考え行動計画を立てて動いてほしい」と緊急入院当番の 2 人にお願いしましたが、看護師 A からは返事がありませんでした。

　午前、緊急入院の連絡があったので、別室にいた看護師 A に PHS で電話をしました。「A さん、緊急入院があるのでとってほしいです。もう 1 人の B さんは、担当の患者さんが熱発してその対応で追われていて…」と伝えていると、電話が切れ、すぐに看護師 A が私のいる勤務室にやって来て、「えー緊急ですか？」と言いました。以下、私と看護師 A のやりとりです。

私「すいません、お願いします」

A「ケアも終わってないし、忙しいんですけど、ほかの看護師はいませんか？」

私「B さんの患者さんの熱発の対応に追われていて…、朝からお願いしたでしょ」

A「えー？」

私「確かに A さんも大変だと思いますが、工夫してなんとかなりませんか？　私も手伝いますから」

A「どうしても、私なんですか？」

私「重要な処置やケアが残っていますか？」

A「そんなことはないんですが…」

　結局、私が看護師Aの患者さんのケアを1人で行うことにして、看護師Aに、緊急入院の対応にあたってもらいました。その後、看護師Aから緊急入院についての報告はありませんでしたが、自ら救急室に電話し、入院をとっていたようです。

・・・・・・・・・・・・・・・・・・・・・・・・・・・・・・・・・・

◀ (1) モチベーションの低さは、どこから来るのか ▮▮▮

　一見、モチベーションの低いベテラン看護師の事例です。しかし、なぜ、モチベーションが低く見えるのでしょうか?

　本当にモチベーションが低いのでしょうか?

　電話の切り方は、気になりますが、行動だけ見れば、素早さが確認できます。仕事は速く、その後、自ら救急室に電話していますので、責任感はあると考えられます。仕事をやりだせば、信頼できる優秀な看護師だと思います。

　問題は、仕事をやりだすまでの管理者の動機付けと業務の依頼方法にあります。

　なかなか動かないスタッフを見ると、つい、スタッフのせいにしてしまいがちですが、本当にそうなのか、ここは、「批判的思考」で捉えるとよいでしょう。

◀ (2) 疑問形で話す意味 ▮▮▮

　看護師Aの発言を詳細に見てみると、すべて、疑問形で話していることに気付きます。これは、なかなかないことです。人は、どんなときに疑問形で会話するでしょうか?

　ひとつは、自信のないときでしょう。加えて、確認したいことの現れが質問の形で表れてきます。では、看護師Aは何を確認したいのでしょうか?

　看護師Aは、「緊急ですか?」に続き、「ほかの看護師はいませんか?」と質問を重ねています。副師長は、最初の疑問形に対し、「すいません、お願いします」と応じ、次の疑問形に対しては、「Bさんの患者さんの熱発の対応に追われてい

て…」と答えています。

　どちらも、看護師Aの確認したいことに答えていません。そればかりか、副師長が看護師Aに「朝からお願いしたでしょ」と畳み掛けています。確認したいことが返ってこないばかりか、強制的な言葉を浴びせているのです。思わず、看護師Aは、「えー？」と声を上げてしまいます。業を煮やしたのか、副師長が「確かにAさんも大変だと思いますが、工夫してなんとかなりませんか？　私も手伝いますから」と言うと、改めて看護師Aは「どうしても、私なんですか？」と疑問形で応答します。看護師Aにとって、この段階でもまだ、質問に対しての答えを得ることができていないのです。

◀ (3) 看護師Aが聞きたい言葉

　疑問形を連発しながら、看護師Aは、どんな言葉を待っていたのでしょうか？

　おそらくは、「Aさんにお願いしたい」という副師長からの言葉なのではないでしょうか。特に、「ほかの看護師はいませんか？」「どうしても、私なんですか？」の質問には、それが強く表れています。見方によっては、「Aさんにお願いしたい」と言ってくれるのを、誘導しているようにも感じます。

　しかし、副師長には「受けるのが当たり前」という無意識の前提があるようです。「どうして、私なんですか？」に込められた看護師Aの思いを受け取れず、「重要な処置やケアが残ってますか？」と、看護師Aにとっては尋ねてもいないことを質問されたのです。「Aさんにお願いしたい」と言いやすいように、投げかけているのに、またまた、違う言葉が返ってきた看護師Aは、困り果てて、「そんなことはないんですが…」と返すしかありませんでした。「緊急入院当番なんだから受けるのが当たり前」という副師長の無意識の前提が邪魔をして、看護師Aの疑問形をスルーしてしまいました。

　ではなぜ、看護師Aは、それほどまでに「Aさんにお願いしたい」と言ってほしいのでしょうか？

　看護師Aが「Aさんにお願いしたい」と言ってほしい理由は、もう、皆さんにもお分かりでしょう。そう、「承認欲求」です。だから、分かりきったことでもあえて、質問の形で返し、「Aさんにお願いしたい」という自分の存在意義を確認できる言葉をひき出したかったのです。

　「他信」という言葉をご存じでしょうか？　これは、国語の辞書にはない造語のようですが、自分の才能や価値を信じる「自信」と対をなし、他者の才能や価値を信じるという意味になります。「あの人なら、やってくれる」「あの人に任せれば大丈夫」「あの人なら安心だ」などのように、他者に信頼を抱く気持ちです。

　他信があることで、大切な業務を任されます。

　看護師Aは、副師長からの「他信」の言葉がほしかったのでしょう。「知識、技術とも十分で仕事は速い」と副師長は思っています。しかし、言葉に出さなければ、相手に伝わりません。

　他信を言葉に出せば、やがて自信に変わっていくはずです。キャリアが長くなると、なかなか「他信」の言葉がもらえなくなります。正確に速く、難しいことでもさらりとこなしてしまうことが、普通になってしまうからでしょう。若手スタッフと比較すれば、かなり質の高いケアを実践していても、容易に他信が得られないのです。看護師Aは、副師長の他信を得るために、質問を連発したものと考えられます。最後は諦めて、自ら救急室に電話して、緊急入院の役割を果たしています。「めんどくさい仕事はあまりやりたがらない」のでは決してないのです。

　氷山モデルで、問題の本質を導き出してみましょう（**図表4-6**）。

　この副師長は、「強制型リーダーシップ」を取っています。これは、無意識の前提が影響していると考えられます。この事例は、「自責思考」で考えれば、ベテラン看護師Aのモチベーションが低いのではなく、管理者側が動機付けをしていない、他信を与えていないと捉えられます。

図表4-6　氷山モデルによるシステム思考で、問題の本質を考察する

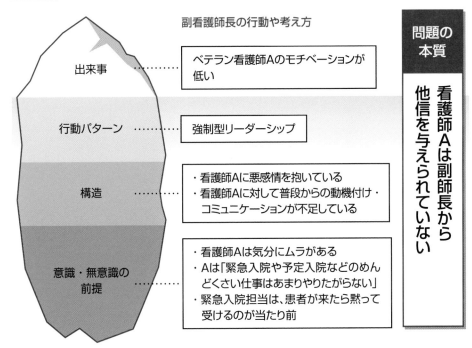

副看護師長の行動や考え方

出来事 ……… ベテラン看護師Aのモチベーションが低い

行動パターン ……… 強制型リーダーシップ

構造 ………
・看護師Aに悪感情を抱いている
・看護師Aに対して普段からの動機付け・コミュニケーションが不足している

意識・無意識の前提 ………
・看護師Aは気分にムラがある
・Aは「緊急入院や予定入院などのめんどくさい仕事はあまりやりたがらない」
・緊急入院担当は、患者が来たら黙って受けるのが当たり前

問題の本質

看護師Aは副師長から他信を与えられていない

7　事例 F：先輩に言えない

病棟主任です。

経験年数15年目の看護師Bより「Aさん（経験20年目の看護師）が、N95マスクの下にサージカルマスクを着けて清拭しています。いけないと思いますけど、先輩なので私からは言えません。言ってください」と報告がありました。

私も遠目から、AさんがN95マスクの下にサージカルマスクを着けているのを確認しました。看護師Bが看護師Aへ直接注意をすればよいと思いましたが、先輩看護師との間で、嫌な雰囲気や関係性が悪くなるのを嫌っているのだと感じ、注意することを引き受けました。しかし後になって、私がいなければ、見て見ぬふりをするのかと思うと、もんもんとした気持ちになりました。

一方で、先輩看護師に注意しづらいことも共感できます。実際、私も、先輩・

後輩に限らず、威圧的な態度、暴言、逆ぎれなどをするような看護師への指導や注意には躊躇してしまう気持ちがあるからです。今回の看護師Aも、そのような態度になりがちでしたが、主任としての立場から、注意することを引き受けてしまったのだと振り返りました。

　今回の場面で、私は看護師Bにどのようにアプローチをしたらよかったのか、看護師Bが看護師Aに注意できるような方法があったのではないか？

　そんな疑問に応えられるコミュニケーション技術を学ぶことができれば、今後に生かせるのではないかと考えています。

・・・・・・・・・・・・・・・・・・・・・・・・・・・・・・・・・・・・・・

◀ (1) どこが問題なのか ▐▐▐

　この事例、皆さんだったらどう捉えるでしょうか？

　職場の人間関係の問題と済ませてしまってはいけません。もちろん、看護師Aが悪いわけでもありません。出来事を表面的に捉えて、「Aさんへの指導方法のあり方」を考える人が多いのですが、その回答が事例Fの解決法ではありません。

　この主任は、「看護師Bにどのようにアプローチをしたらよかったのか」を問題にしています。そこだけを捉えても、「関係重視型リーダーシップ」であることが分かりますが、問題はそれだけではありません。

◀ (2) 俯瞰的思考で部署全体の問題と捉える ▐▐▐

　看護師Aと看護師Bの二者間の問題だけではなく、管理者として、部署全体の問題と捉える視点が必要です。

　その際には、「俯瞰的思考」を使います（**図表4-7**）。

　主任が看護師Aに指導したり、看護師Aと看護師Bの関係を改善したりするだけでは、「部分最適」で終わってしまいます。

　経験20年目の看護師Aの病棟内における影響力は、それなりに大きいはずです。だとすれば、看護師Aがルール違反を犯しても、それを直接注意できないの

は、看護師Bだけではないでしょう。

　部署全体、すなわち「全体最適」を達成するためにはどうしたらよいかと考えることが大切です。

図表4-7　俯瞰的思考で、「部分最適」から「全体最適」へ

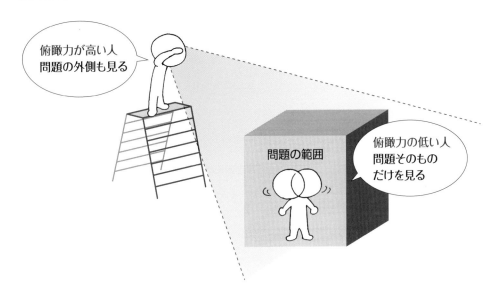

(2) 抽象化で問題の本質を考察する

　目の前で起きている具体的な問題だけの解決では、もぐらたたきで終わってしまいます。

　問題解決の基本は「抽象化」です。この事例で起きている具体的な出来事を抽象化するとどのように表現できるでしょうか？

　この病棟で起きている出来事を象徴するのは、看護師Bのこの言葉です。

「（看護師Aの行為は）いけないと思いますけど、先輩なので私からは言えません」

　そして、主任も「先輩看護師に注意しづらいことも共感できます」とした上で、「威圧的な態度、暴言、逆ぎれなどをするような看護師への指導や注意には躊躇してしまう気持ちがある」と言っています。

　この病棟は、そんな空気に覆われているのです。

　この空気感を抽象化（一般化）すると、どんな言葉に置き換えられるでしょうか？

いけないことをしているのに、言えない、注意しづらい職場…、すなわち、「心理的安全性のない職場」と抽象化できます。おそらく、ほかのスタッフも経験20年目のAさんには、いけないことと分かっていても言えていないはずです。

抽象化することで、本質に迫ることができ、「全体最適」に近づけるのです。

氷山モデルで整理しても、管理者が心理的安全性のある職場を作っていないこと、すなわち、「部署内の心理的安全性が低い」ことが、問題の本質に浮かび上がります（**図表4-8**）。

主任が、「看護師Bにどのようにアプローチをしたらよかったのか、看護師Bが看護師Aに注意できるような方法があったのではないか？」と思い悩むよりも、部署内を広く見渡し、部署を覆っている雰囲気（文化）を読むことが、先決です。

そして、心理的安全性のある職場であれば、誰に対しても何でも言えるわけですから、事例Fのような問題は起こりません。そのためにどうするかを考えるのが管理者の役割であり責任です。管理者にとっては、「全体最適化」と「問題の本質の見極め」が、いかに重要かがお分かりいただけたかと思います。

図表4-8 氷山モデルによるシステム思考で、問題の本質を考察する

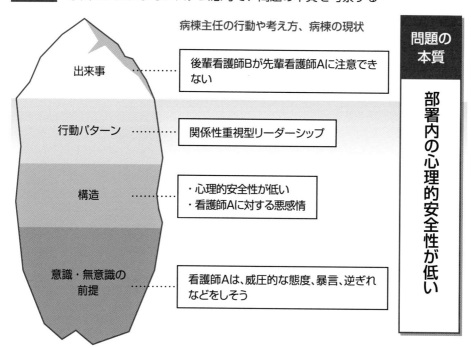

事例 G： 3年目スタッフの退職

・・

　副看護師長です。

　当部署に入職して3年目の看護師Aが7月末、突然退職しました。そのような状況にあることを知ったのは退職する1カ月ほど前でした。

　これまで看護師Aには、日常業務において指導を担当するスタッフから、安全面を懸念する声があり、他の同期スタッフと比べ、一人で実施できる看護技術や業務に差が生じている現状がありました。

　看護師Aは、同じことで先輩から説明と指導を受けても、繰り返し失敗をします。報告・連絡・相談の優先順位とタイミングの判断にズレがあり、結果として、患者に影響が及ぶという点がスタッフから懸念される要素となっていました。しかし、普段からまじめに勉強に取り組む努力家であり、失敗を繰り返し指摘されながらも、諦めることなく課題に一生懸命向かい合う姿勢が見受けられました。そこで、指導者側の対応で成長につなげられるのではないかと考え、苦情を訴える指導担当スタッフへ、その意向を伝え理解を促しました。加えて、私自身が指導に関わるときは、看護師Aの強みを引き出せるように心掛けました。

　年度の初めには、引き続きこの部署での勤務継続を決め、面談するなかで看護師Aが新たな目標に向かっていると認識していたため、退職という結果は予想もしていませんでした。

　7月になると、看護師Aが欠勤することが多くなり、7月末で退職することを師長より聞かされ、その後、本人と話し合う機会を持ちました。

　そこで明らかになったことは、仕事も職場も好きであること、これからも続けたいという思いはあったこと、しかし、それを超えるつらい人間関係があること、看護師A自身がどうしても耐えられないという点を、自分の弱さだと認めていたことでした。結果として、看護師Aを踏みとどまらせることができませんでした。

・・

◀ (1) 管理者の無力感と辞める側の事情

　若手スタッフの退職にあたっては、管理者としては、「育てられなかった」という心苦しさが残ります。年度初めに、面談して勤務継続するという話をしたにもかかわらず、ほどなくして退職となると、面談した側の無力感さえ感じてしまいます。

　辞める原因は人それぞれです。事例Gでは、「仕事も職場も好きであり、これからも勤務を続けたいという思いはあった。しかし、それを超えるつらい人間関係があった」と、退職が決まった後で判明しています。師長より現場に近く、年度初めに面談もしている副師長が、辞職の徴候を把握できていなかったのです。

　すなわち、コミュニケーションはあっても、本当に深刻な問題については、相談されなかったのです。これだけ看護師Aが悩んでいたにも関わらず、副師長から面談を求めても話は出ず、本人からのアプローチもなかったのです。

◀ (2) 管理者が自ら問いたいこと

　副師長は、「年度の初めには、引き続きこの部署での勤務継続を決め、面談するなかで看護師Aが新たな目標に向かっていると認識していたため、退職という結果は予想もしていませんでした」と振り返っています。

　このことに対して、副師長は、「なぜなのか」と自問し、看護師Aに対しての自らの関り方を深く問うべきだと思います。

　副師長の看護師Aとの関わり方は、おそらくは表面的で、「失敗を繰り返す」ことについての対策がなされなかったものと考えられます。その結果、看護師Aはスタッフからいろいろ言われ、人間関係の悩みを抱え込み、誰にも相談できなかったのだと思います。弱音を吐ける先がなく、つらさが蓄積していったのでしょう。

⑶ システム思考で、時系列を加味しながら、問題発生の全体像を把握する

　時間の経過とともに変化したり、蓄積したりする問題の解決には、第２章で紹介した「**11.システム思考**」が有効です。

　年度初めには勤務継続して頑張ろうと思っていた看護師Aですが、失敗を繰り返すことによるダメージ、人間関係のつらさが日々蓄積していったはずです。

　システム思考は、時間の変化を取り入れて検討することができる思考法です。繰り返し起こることのパターン（業務上の失敗や他のスタッフたちからの厳しい視線など）にも注目し、時系列を加味しながら問題解決を図るシステム思考により、問題発生の全体像を把握することができます。

　副師長が行った「苦情を訴える指導担当スタッフへその意向を伝え理解を促しました。加えて、私自身が指導に関わるときは、看護師Aの強みを引き出せるように心掛けました」というもぐらたたき的な解決法だけでは、看護師Aの蓄積するつらさは軽減せず、退職に至ったのです。

⑷ ２年目以降の教育プログラムと運用上の留意点

　しくみという観点においては、２年目以降の教育プログラムがどうだったかにも注目したいところです。

　どこの病院も１年目のプログラムはしっかりと持っていますが、２年目、３年目となると、必ずしも十分とは言えないのではないでしょうか？

　育ち方がそれぞれであれば、それに対応したプログラムが求められます。３年目であっても一律に同じではないことの共通理解をスタッフに求めるとともに、習熟度に合わせた育成が必要だったと考えられます。

　新人〜若手の育成における留意点としては、「同期同士を比較しないこと」が挙げられます。スタッフの育ち方は、それぞれに異ります。

　入職直後は順調でも、すぐに壁にぶつかって、成長が停滞する人もいます。最初のうちは覚えが悪くても、３年目くらいから急に伸びる人もいます。育ち方も個性であり、一人前に育つ過程は、十人十色と言ってよいでしょう。「同じように教育しているから、同じように育つ」とは限りません。

⑸ 求められるのは、「絶対評価」

スタッフの評価には、「絶対評価」と「相対評価」があります（**図表4-9**）。それぞれに長所と短所がありますが、少なくとも、同期同士で比較するのは、「相対評価」をしていると言えます。

相対評価は、事例Gのように、同期の誰かと比較しているだけであり、正しくスタッフを見ていないケースが少なくありません。

たとえば、同じ部署に新人3人、A、B、Cさんがいるとします。Aさんは普通、BさんはAさんより出来る、CさんはAさんよりできないなどと見るのが相対評価です。しかし、これでは、スタッフ一人ひとりを見ていることにはなりません。人を評価するには、絶対評価が必要なのです。

副師長は、「他の同期スタッフと比べ、一人で実施できる看護技術や業務に差が生じている現状」と考えています。これは、「相対評価」をしている現れです。成長過程は、みんな違って当たり前なのですが、「みんな一律に育ってほしい」と願っている管理者が多いのも現実です。しかしこれは、大いなる「固定観念」と言ってよいでしょう。

図表4-9 絶対評価と相対評価の長所・短所

	絶対評価	相対評価
長所	① 評価要素ごとに基準が設けられているので、何が優れ、何が劣っているのかがはっきり分かり、個々の特徴がよくつかめる ② 評価基準が具体的に作られているので、評価結果に信頼がある ③ 組織の中でメインの仕事をしている人、補助的な仕事をしている人でも、それぞれに基準を設定して評価するので、公正な評価が期待できる	① スタッフを相互に比較する評価なので、多くの部下がいても時間がかからない ② 評価基準を設定する苦労がないので、すぐ導入できる
短所	① 評価基準を作るのに時間がかかる ② 目標管理方式で行う場合、定性的な目標での基準が難しい ③ 賞与などに活用する場合、順位付けが必要なので、もう一度相対評価する必要がある	① 集団が異なると同順位であっても成績が異なることがある ② 職員を相互比較する方法なので、職員の個々の特徴がつかめない ③ 能力開発、一人ひとりの賃金改定、適正配置等の資料には活用できない ④ 個人の成績が上がっても他のメンバーの成績が上がると同じ順位になり、意欲向上に繋がらなくなる

◀ (6) 氷山モデルで問題の本質を導く

　ここまでの解説を基に、氷山モデルを描いてみます。すると、副看護師長の「失敗を繰り返す看護師Aへの関わり不足」という問題の本質が浮かび上がります（図表4-10）。

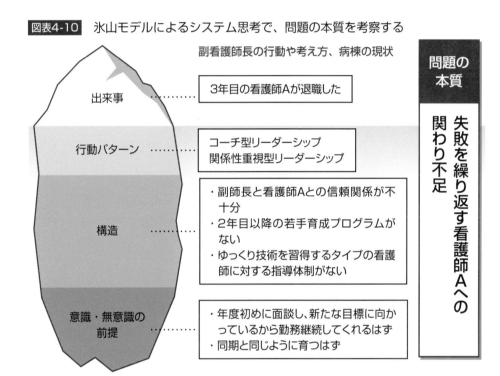

図表4-10　氷山モデルによるシステム思考で、問題の本質を考察する

副看護師長の行動や考え方、病棟の現状

出来事
3年目の看護師Aが退職した

行動パターン
コーチ型リーダーシップ
関係性重視型リーダーシップ

構造
・副師長と看護師Aとの信頼関係が不十分
・2年目以降の若手育成プログラムがない
・ゆっくり技術を習得するタイプの看護師に対する指導体制がない

意識・無意識の前提
・年度初めに面談し、新たな目標に向かっているから勤務継続してくれるはず
・同期と同じように育つはず

問題の本質
失敗を繰り返す看護師Aへの関わり不足

事例 H：多重課題ができない新人看護師への異動勧奨

　病棟の看護師長です。

　当病棟の新人看護師Aは、多重課題ができません。患者より自分自身が大事なのでしょうか、確認行動ができずインシデントが多発しています。

　そこで、9月末に面談して、患者の安全を最優先に確認行動をすること、優先

順位を確認しながら作業効率もアップできるように指導しました。また、急性期の病院で働くことが看護師Aにとっていいのか、悩ましいことなのか、多重課題への取り組みに改善が見られない場合は、多重課題が少ない部署への異動も検討することを説明しました。加えて、夜勤業務をなくすとともに、日々の業務では、看護師Aの状況が分かりフォローができる主任、プリセプター、エルダーをペアにするようにしました。

そのおかげでインシデントは減少しました。しかし、インシデントの振り返りでは、看護師Aが、「これは多分大丈夫、確認しなくてもよい」という考え方をしていることが分かり、改めて注意をしました。一方で、「確認しないといけないことはしているつもりである」という発言があり、その都度振り返りをしていたと言います。

看護師Aをフォローしている看護師からは、「多重課題は困難で、中断すると前の業務を忘れてしまうため、連日フォローをするのは大変」と報告を受けていました。

長期的に見ると、多重課題は慣れるかもしれませんが、医療者としての倫理観や、フォローしているスタッフに対する態度、病棟の雰囲気やチーム力を考え、異動してもらうことに決めました。

翌年の1月中旬に、その新人看護師と面談しました。現状（患者が最優先ではない、他者に相談ができない、多重課題の改善が見られない）の説明と、当病棟が緊急入院、緊急処置、数種類の検査処置、手術があり、今のままでは今後大きな事故を起こす恐れがあると思うことを伝え、多重課題が少ない部署へ異動するように説明しました。

すると、「業務ができないと言ったのは、プリセプターやエルダーの人ですか？　インシデントも減ったし、確認行動はしているつもりです」と反論が返ってきました。さらに、「2年目になったら、そろそろ夜勤できるんじゃないって、言われています」と看護師Aは続けました。

私は、「プリセプターやエルダーには、適時状況は確認しています。あなたの行動、たとえば忙しくなってどうしようか悩んでいるときは、ナースステーション周囲をくるくる回っていたり、検査準備が遅く、先輩ナースに注意されたりしているところを私は確認しています」と言いました。続けて、「インシデントの

振り返りで、確認せずに自分で大丈夫と思い込もうとしている傾向にあるのではないですか」と指摘し、「それでは、報告・連絡・相談のなかの、相談ができているとは言えないし、患者さんに対し、余計に危険な状態だと思います」と説明しました。

　すると、看護師Aは、目に涙を溜め、少し怒った表情で「そういうふうに判断されるんですね。他の新人も同じようなインシデントを起こしているのに、私だけが非難される。何が違うんですか!?」と言いました。

　私は、「他の新人もインシデントはあるが、相談した方がいいか悩んで相談しないケースはありません。あなたの場合は、大丈夫だろうな？　確認した方がいいかな？　でも相談する人が今いないしとか、あの人に聞いても分からないだろうからと、相談をしないことがあるのではないですか？」と他の新人との違いを述べた上で、「本来であれば相談しないといけない内容を相談せずにインシデントに至っているという違いがあります」と説明しました。加えて、「相談ができないことで大きな医療事故が起こります。そのような状況になってほしくないので、多重課題の少ないB部署なら医師は常におり、フロアーに固定で看護師もいて、相談相手を探すことは容易だと思います」と説得しました。

　看護師Aは、「師長さんは、B部署が私にいいと思って言ってくれているのですね。少し考えさせてください。異動するか、退職して違う病院に移るかも考えます」と応え、面談を終了しました。

・・・・・・・・・・・・・・・・・・・・・・・・・・・・・・・・・・・

◀ (1) 概念化スキルを駆使して、現状を見る ⫼

　多重課題ができない新人看護師への部署異動の勧奨場面です。

　多重課題ができないからといって、頭から新人のせいにするのではなく、「自責思考・批判的思考」に加え、「概念的思考」を行い、管理者からの主観だけでなく、新人側の立場から客観的に見るとよいでしょう。

　管理者側の視点で「看護師Aは相談ができない」と捉えるだけでなく、「なぜ相談ができないのか」という「論理的思考」を行い、さらに、「新人が相談をできない環境を管理者側が作っているのではないか」という「自責に基づいた客観

視」も必要です。

　当部署ではダメだから他部署でというのは、もぐらたたき、コインの裏返し的な解決策です。なぜ、新人のなかで看護師Aだけが育たないのかを深く掘り下げる必要があります。

(2) 長期的・客観的な視点の必要性

　短期的に捉えるだけでなく長期的・客観的な視点で捉えることも必要です。

　事例Hの病棟で多重課題ができないから、多重課題の少ないB部署へ異動させるのは、短期的には良いかもしれませんが、長期的・客観的に見れば、「多重課題克服のチャンスを奪い、いつまでたっても多重課題に対する対応ができないスタッフを作っている」と取ることもできます。

(3) スタッフ教育に関する部署の責任

　この病棟の管理者からは、「新人であっても、１年で結果を出さなければいけない」というメッセージを強く感じます。できない新人を「手がかかる新人は、周りが疲弊する」と厄介払いしようとしているのではないか、とすら思えてきます。

　医療者としての倫理観や、フォローしているスタッフに対する態度のことを異動理由に挙げてはいますが、なにしろ新人ですから、これらは部署で教育すべき事項のはずです。

　１年も経たずして他部署への異動を決定するのは、「うちの部署では、新人に対して倫理観や態度を指導・教育できません。ほかの部署で教育をお願いします」と言っていると同じです。また、「看護部が採用した新人Aは、うちの部署では通用しません、採用ミスですよ」との責任転嫁もにおいます。

　近年の新人の状況から見ても、１年で結果を出せる新人ばかりではないはずです。病院は、看護師採用にあたって決して少額ではない経費をかけています。それゆえ、受けた現場が一丸となって、新人を育て上げるべきです。

　多重課題や倫理観、スタッフへの態度に問題があるのなら、部署で責任を持っ

て育成すべきだと考えます。確かに、安全管理は何においても重要な事項ですが、繰り返し指導していくことで、身に付いていくものです。

◀ ⑷ 育成プログラムの点検も ||||

　自部署の新人教育体制に問題はないのでしょうか？

　批判的思考をして、必要に応じて育成プログラムを改善していく方向が望まれます。

　うちのプログラムに合わないからと異動させられた新人は、生涯、苦い思いを引きずることになります。しかし、プログラム自体が実態にあっていないのかもしれないのです。

　思うように育たない新人がいるなら、今まで行ってきた新人教育プログラムを、管理者が改めて考え直す必要があるでしょう。もちろん、現場は大変だと思います。忙しいうえに安全を守る使命がありますから、簡単なことではないでしょう。しかし、せっかく縁があって一緒に働く仲間です。長い社会人生活のスタートです。変わるべきは、新人を迎える側なのではないでしょうか。迎える側は、できる限りのことをすべきだと思います。

⑸ 問題の本質を厳しく捉える

　自責思考で、氷山モデルから問題の本質を導いていきましょう。すると、「成長の遅い新人看護師を育てられない」という大きな問題が浮上してきます（**図表4-11**）。

図表4-11　氷山モデルによるシステム思考で、問題の本質を考察する

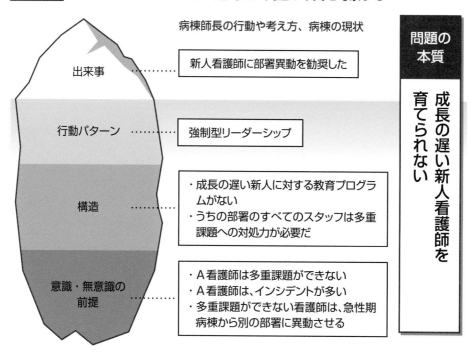

病棟師長の行動や考え方、病棟の現状

層	内容
出来事	新人看護師に部署異動を勧奨した
行動パターン	強制型リーダーシップ
構造	・成長の遅い新人に対する教育プログラムがない ・うちの部署のすべてのスタッフは多重課題への対処力が必要だ
意識・無意識の前提	・A看護師は多重課題ができない ・A看護師は、インシデントが多い ・多重課題ができない看護師は、急性期病棟から別の部署に異動させる

問題の本質

成長の遅い新人看護師を育てられない

10 事例Ⅰ：うまくいった面談（1）師長とプリセプター

＜プリセプター面談場面＞

師長：新人Aさんの指導はどう？　困っているみたいだけど。

プリセプター：一番困るのは、言われたことを1日経つと忘れてしまっていることです。昨日、指導を受けて、「よく分かりました」と言ってたのに、次の日に

はできないんです。それに、まだ、見守りで自立していないのに一人で行ってしまうこともあって、初めてのプリセプターで戸惑うことばかりです。

師長：たとえば、どんなこと？

プリセプター：「採血をするときに血管が見えにくかったら、タオルを肘の下に入れたら、採血しやすいよ」と教えてもらっていたのに、次の日には、やっていなくて、聞くと「忘れてました」と言うんです。緊張するみたいです。ナースコールがあって行ったら、輸液ポンプのアラームだったときに、1人で対応しようとして…。

師長：輸液ポンプのときは、なんで、先輩に声をかけなかったんだろう？

プリセプター：ポンプのアラームの対応ができなかったら、患者さんに「使えない人」って思われることを気にしてるみたいです。患者さんと話すときも、「余計なことを言わないように」とか考えたら、うまく話せないみたいです。「分からないことや、できないことはちゃんと聞いてね」と言ってるんですけど、あんまり聞いてこないんです。

師長：そんなことより、インシデントを起こした方がつらいのにね。分かっているのかな。Aさんは、どうして聞いて来ないと思う？

プリセプター：私が忙しそうだったり、私がイライラしたりしてる感じがあると聞きにくいと言っていました。

師長：イライラしている人に声はかけづらいよね。あなたが1年目のとき、先輩がイライラしてたらどう思ってた？

プリセプター：聞きにくかったです。

師長：聞きにくいよね。そんなときはどうしてたの？

プリセプター：困っていたら、違う先輩が、「どうしたの？」って聞いてくれて、その人に聞いてました。すごい嬉しかったです。

師長：そう言ってくれる人がいるときはいいけど、Aさんの周りにいなかったら困るよね。プリセプターは一番の味方でないとね。イライラする感情があることは、別におかしくないけど、それを態度に出さないようにしないといけないよね。患者さんにも出ているときはない？

プリセプター：前からイライラした態度を出さないと言うのが私の課題なんです…。でも、教えていると、余裕がないんです。今まで私に教えてくれた人って大

変だったんですね。

師長：そうなのよ〜。人に教えるって大変でしょ。自分一人でした方が早いことも、待たないといけないしね。でもね、自分に余裕がないときは、他の人に頼ることも大事だし、「全部自分でしないと」って思わなくていいのよ。○○さん（プリセプターの名前）が率先して、聞きやすい状況を作ってあげないと、「分からないときは聞きなさい」と言っても難しいと思わない？

プリセプター：そうですよね。イライラを出さないように頑張ります。

師長：○○さんのいい所は、先輩たちに助けを求めることができる所なんだから、どんどん相談して一緒に考えてもらいなさいね。

プリセプター：はい、そうします。

師長：採血のときは、どうしてるの？　採血しているときに、声をかけてあげたらいいんじゃないの？

プリセプター：採血のときは何も言ってないです。終わった後に、振り返りで気が付いたことを話してます。

師長：そもそも一緒に行っている時点で、付き添いがいるって患者さんには分かっているんだから、「○○忘れてるよ〜」「○○はやったかな」って、気が付いたことを、それとなく声をかけてあげたらどう？

プリセプター：（思いがけなかった様子で）本当にそうですね。そうしてみます。

・・・・・・・・・・・・・・・・・・・・・・・・・・・・・・・・・・・・

◀ (1) コーチングスキルの活用

　初めてプリセプターの役割を担って、その悩みを師長と相談している場面です。

　事例Ⅰを読むと、この師長は、コーチングスキルを実にうまく活用していることが分かります。コーチ型のリーダーシップスタイルです。なかでも、質問のスキルをうまく使ってプリセプターに気付きを与えていることが分かります。「これを、ああしなさい、こうしなさい」「この時はこうしたらいいよ」と初めから答えを与えるようなティーチングでは、決して気付きは起きません。実に効果的

な教育ができている面談場面と言えます。

◀ (2) 客観で捉えさせる

　師長の「イライラしている人に声はかけづらいよね。あなたが1年目のとき、先輩がイライラしてたらどう思ってた？」という問いかけは秀逸です。師長は、プリセプターに同意を示しつつ、プリセプターが主観で話していた場面を、立場を変えて客観で捉えさせようとしたのです。客観視させることでも、気付きが起きやすくなります。しかも、自分の経験ですからなおさら腹に落ちます。師長はこのままだと、できない新人を悪者にしてしまって、すなわち他責にしてしまうのではないかと危惧したのだと思います。

　そして、プリセプターに自分が新人だった頃を思い出させています。このことで、今、担当しているAさんの気持ちを理解させようとしたのです。このプロセスを経て、プリセプターは、今の状況を俯瞰しながら、出来事を客観視することができたのです。指導場面で概念化スキルをうまく使っている事例と言ってよいでしょう。

11 事例 J：うまくいった面談（2）師長と中堅看護師

・・・

＜中堅看護師へのインシデント時の指導場面＞

中堅看護師：師長、聞いてほしい話があります。

師長：何か悩んでいるのかな？

中堅看護師：私ごときが、何を偉そうに言うのか、と思って聞いてください。

師長：何があったの？

中堅看護師：先日、術後の患者さんが胃管とCVカテーテルを自己抜去するインシデントを起してしまいました。夜中の4時の出来事でしたけど、私はそのインシデントの報告を主治医に行なうのは、朝、主治医が来棟してからでいいと思っ

ていました。でも、他のスタッフに「先生に報告してください」と言われたので、夜中なのにわざわざ電話をしたんです。そのあと、そのスタッフから「胃管は入れますか？」って聞かれたんです。これについてどう思いますか？

師長：どう思うとは？　インシデントを起こしてしまったこと、についてかな？

中堅看護師：自己抜去を予防できなかったのは自分のせいだと反省はしています。でもわざわざ夜中に主治医に報告する必要があるのか疑問です。しかも、術後なのに、胃管が抜けてしまったら、再挿入なんかするはずないのに、「胃管は入れますか？」と聞かれました。

師長：なんで、先生に報告するのは、朝でいいと思ったの？

中堅看護師：高カロリー輸液じゃなかったからです。末梢をキープして点滴すればいいし、胃管は看護師が入れたらいけないし。

師長：CVカテーテルを自己抜去されてしまったときの患者側のリスクについては、どう思う？

中堅看護師：出血ですか？　高カロリーではないから血糖とかは気にしなくていいかな。

師長：じゃ、その先端の確認はどうしたの？

中堅看護師：あっ！　先端は確認しました。でも先生に診てもらってはいない。そうか、じゃ、わざわざ先生を呼べ、というか…。

師長：先生を呼べというのではなく、先端の確認を誰がどのようにしたのか、記録や写真に残さなければいけないの。夜中なら、救急医師か研修医に確認してもらわなければいけない。自己抜去した場合、CVカテーテルが途中で切れてしまい、体内に残るリスクも考えられる。この場合、夜間に主治医を呼ぶのではなくて、研修医か当直医師へ報告して先端の確認を行う。写真を撮っておく。主治医に報告し、輸液をどうするか確認する。そのことをすべて記録に残さないといけない。なぜか分かる？

中堅看護師：そうなんですね…(黙ってしまう)。

師長：自己抜去を起こしてしまったことを責めているのではなく、なぜ起きたのかの振り返りが大事。予見できたのか、できなかったのか。術後にICUに入室するといった時点ですべてのことに危機管理の意識を持たなければいけない。いずれにしても事故は起こってしまった。治療にかかわることなので必ず主治医には

報告が必要だよ。

中堅看護師：私は、いちいち何でも先生に報告するの？　と、思っていたから…。事故の振り返りはしている。自分の責任だから。私の時間帯に、こんなことになってしまって、すごく反省しています。

師長：反省もだけど、自分のせいっていうふうに思うのではなくて、どんなときに、どんなふうにしていたのか？　という振り返りが必要だよ。

中堅看護師：そうですね。自分を責めることばかりしていたように思います。だから、他の人から言われたことにも、その必要性を理解していなかったから、少し腹立たしいと思ったのかな。予見はできなかったではなく、するべきことですね。治療ですもんね、そのことを主治医に報告せずに、勝手に看護師が判断したらダメですね。今日、師長と話ができてよかったです。もう一度よく考えて振り返りをしてみます。

師長：また何かあったらいつでも話を聞くからね。

・・

◀ (1) 自然と自分で答えを導くコーチング

　インシデントを起こした直後の中堅看護師と師長とのやりとりです。

　事例Jにおいても、師長のコーチングが光ります。

　師長の質問によって、出来事の理解が進み、疑問が解け、中堅看護師は、自然と自分で答えを導いています。

◀ (2) 話を聞くことの大切さ

　最初から最後まで、師長は「話を聞く」姿勢を崩していません。「人の言うことを良く聞く」は、ドラッカーの言う「リーダーに求められる4つの能力」の第1番目にくるものです。この師長は、まさにそれを理解しているかのように、話を聞いています。

　そして、質問することで、出来事の本質に迫り、気付きにつなげ、中堅看護師の悩みを見事に解決したのです。

〔付録〕

この章の最後に、参考として、人材管理で知っておきたい人間の５つの原理について、資料を付けておきます。

人材管理で知っておきたい人間の持つ５つの行動原理

1. 返報性
2. 一貫性
3. 社会的証明
4. 好意
5. 権威

原理１. 返報性

返報性のルール①

「人が何かを施してくれたならば、似た形でお返しをしなければならない」

※相手に対する好感度と受け手がお返しをする確率に相関関係はない。

返報性のルール②

「何かを譲歩してくれた相手には、自分も譲歩しなければいけない」

原理２. 一貫性

一貫性のルール

「何かを一度決定した後、人はその決定を正当化するように行動する」

※特にこの「一貫性」は高齢になればなるほど顕著になる。その理由は、人間が一貫性をなくし、支離滅裂な行動を取ることは、社会的信用を失うことに直結するから。

相手に望む行動を起こさせたいのならば、相手に自ら望む行動を公言させることが極めて有効。あるいは、こちらからレッテルを貼ったり、署名をさせたり、望む意見を書かせたりすることも 同様の効果を生む。相手に対して一貫性の種を蒔けば（イメージの植え付け）おのずと人はそのイメージに合う行動をするように成長していくということである。

原理 3. 社会的証明

社会的証明のルール

「人間は周囲が正しいと考えることを正しいと考える」

※人は無意識に、多くの人が行っていることこそ正しい行動であると考える。特に日本人には、この傾向が顕著である。
「何を買うかを自分で決められる人間は全体のわずか 5％しか「いない」残りの95％は、周囲の物真似をしてモノを買う」

原理 4. 好意

好意を持っている人間の頼み事は、誰しも了解してしまうという

好意のルール

「好意は【返報性】【一貫性】【社会的証明】の影響力を倍増させる」

好意を手にするには …
（1）類似性　（2）接触と協同　（3）ランチョンテクニック

原理 5. 権威

権威のルール

権威（ポジションパワー）を使って人を動かそうとしても、動機づけにならないばかりか、人は反発する

第5章

概念化スキル活用
先進的に取り組む
看護部の事例

1 感情的・経験論的な 思考パターンからの脱却

　筆者が、看護管理者向けに概念化スキル研修を始めたのは、2015年からになります。以来、全国多くの病院で講義を行ってきました。今回、積極的に概念化スキル研修に取り組まれている病院のなかから、JA北海道厚生連網走厚生病院看護部の事例をご紹介したいと思います。

　網走厚生病院から概念化スキル研修の依頼をいただいたのは、2018年3月のことでした。中西真由美看護部長（当時）は、依頼理由として次のように話してくれました。「当院の看護部のスタッフたちは非常に明るく、かつパワフルで協働意識の高い集団だと自負しています。しかし、問題解決の手法において、感情論や経験論で判断する傾向がありロジカルな視点にやや欠けていると感じます。そのため、概念化についての学びを深め、従来の思考パターンから脱却して、看護管理者としての視野を広めてもらい、さらなる人財育成につなげたいと思っています」。

　依頼を受け、早速翌4月から研修をスタートしました。2018年度は、以下のような内容で研修を行いました。

2018年度研修：概念化スキルパワーアップトレーニング
（ベーシックコース）

● 4月「概念的思考を身につける」

● 6月「問題の全体像・本質を捉える〜抽象化・構造化」

● 11月「スタッフを育てる・活かす〜問題事例を振り返り解決する」

　受講したのは看護副部長、看護科長、看護係長の約30名の方々でした。研修での様子を見ると、思考を掘り下げる「なぜなぜ分析」に苦戦されていることが伺えました。苦労しながら、それでも熱心に取り組んでくれ、「複数の事柄から

共通する性質を抽出し、それを抽象化していく過程に、物事の本質を探る難しさを感じた」との感想を語ってくれました。

　2018年度の研修が終わった後、網走厚生病院では、すぐに次年度の研修に向けての準備をしたそうです。研修予定を組む一方で、看護管理者を対象に、看護部長が「なぜなぜ分析」の課題を課したり、また、事例を用いた学習会などを実施するなど自主トレーニングに取り組まれたそうです。

　研修は受けっぱなしにしないことがなによりも重要です。すぐに学んだことを復習する機会を設け、よくわからないところはそのままにせずに、理解に努めることが大切です。まさに、鉄は熱いうちに打て、の言葉どおりです。この研修後の取組により、研修効果は数段アップするのです。

2019年度研修：看護マネジメントリフレクション

● **2019年5月「看護マネジメントリフレクションの基本的な考え方・自分を知る」**

●　　　8月「仮説思考力・俯瞰力」

●　　　11月「組織を知る」

● 2020年2月「ビジョンを語る」

　2019年は、看護マネジメントリフレクションについて4回シリーズで学んでもらいました。リフレクションとは、ご存じのように「経験を振り返り、どのような意味があったのか・どのような気づきを得たのかを考えることです。4回シリーズの最後では、自分の管理事例をリフレクションしてもらい、問題の本質を捉えてもらうように促しました。

　このころから、科長さんたちは概念化思考を理解するとともに、少しずつ実践でも適用するようになってきたそうです。日常業務の中でも、「概念化すると…」という言葉が聞かれるようになってきたということを聞きました。ただ、自己のマネジメントを振り返って概念化し、その行動を意味づけするような看護マネジメントリフレクションのレベルに達しているという実感は持てるまでには至ら

なかったとのことです。

　2019年度研修の最後に、私は次のように言葉を述べさせていただきました。「継続は力なりです。多忙な業務のなかでも、ぜひ、リフレクションを継続する意識をもってください。そして、経験から学べる、学習する組織になってください」。2019年度の4回の研修を総括すると、大切なことは以下のように整理できます。

4回の研修を終えて

- **継続は力なり！　継続して取り組むことが大事。それが、経験から学べる「学習する組織」の実現につながる。**
- **研修を受けて終わりにしないこと。そのためには…**
  ①院内、部署内でリフレクションをする「場」を持つ
  ②各自が、経験をそのままにせず、経験を一般化するスキル（概念化スキル）を高めるよう努める

　概念化スキルを習得するには、日々行っている自分のマネジメント事例をリフレクションし、概念化に努めることが何よりも効果的です。研修だけで終わってしまう病院も少なくないなか、日々の積み重ねが自分の力になっていくことを伝えたいというのが講師としての私の思いでした。

継続的にリフレクションする場を持つ

　2018〜2019年度の2年間の研修のあと、2020年度から、網走厚生病院では実際の事例を用いて、看護管理者同士が集まってリフレクションする場を継続的に設ける取り組みをスタートさせました。科長研修（月2回開催）、係長研修（月1回開催）の2つを、それぞれ計画的に看護マネジメントリフレクションを実践していったのです。たとえば、科長研修の概要は以下のようなものです。

科長研修

　13人の科長を3グループに分け、グループ内で役割（語り手、メンバー、オブザーバー、ファシリテーター）を決めます。語り手が事前にまとめてきた事例（スタッフとの関わりでもやもやしたこと）を持ち寄り、約30分でリフレクションを実施します。月2回の研修のうち、1回目は各グループでリフレクションを実施し、2回目にその内容を全体で共有する形となっています。

　筆者が講師を務める研修ではなく、自分たちだけの自主的な取り組みですから、さまざまな戸惑いがあった模様です。具体的には以下のような事柄です。

- 語り手が、自分のことよりも相手の背景について多く説明してしまう
- 聞き手側が相手スタッフの性格や自分の経験からスタッフに共感してしまった
- 問題をスタッフのせいにする「他責」で話が進んでしまう

　特に、最後の問題を他責にしてしまうことは、自分のマネジメントの振り返りを困難にしてしまいます。場合によっては、単なる愚痴大会になりかねません。実際、規定の30分という時間のなかでは、問題の本質にたどり着けなかったことが多かったそうです。

　このように、当初からうまくいった訳ではありませんが、それでも、科長同士など自分たちだけでリフレクションを行っていくことで、課題が明らかになるというプロセスを経験することもできたそうです。看護マネジメントリフレクションを初めてやろうとすれば、そうそううまくいくものでもありません。試行錯誤しながら、精度を上げていくしかありません。この精度向上のため、網走厚生病院では、課題に対しての取り組み方として自分たちで以下のようなルールを作りました。

取り組みのルール

- 事例は語り手が何に（マネジメント視点で）もやもやしたかがわかるように記述する
- 対象者が特定されるとグループメンバーが客観視できないため個人情報をフィルタリングすること

また、語り手、メンバー、オブザーバー、ファシリテーターそれぞれの役割の機能を明確化するために、役職を示した三角柱を机の上に置くといった工夫をしたそうです。このように、自分たちでアイデアを出して工夫をこらし少しずつ改善を図って看護マネジメントリフレクションの回数を重ねていったことにより、「問題の責任の所在を自分以外に求める他責思考」から、「うまくいかなかった出来事の原因を自分のマネジメントに見出す自責思考」に次第に変化していきました。

　問題を自分事と捉え、客観視ができるようになってきたのです。この「他責から自責へ」の転換は、リフレクションからの概念化ができるようになるか、問題の本質を捉えることができるかの大きな関門となっています。網走厚生病院は、その第一関門を自分たちの力で乗り越えたのです。これは非常に素晴らしいことだと言えるでしょう。

　このハードルを超えた後、研修では、リフレクション後に語り手が事例からのマイセオリーを表現して行動変容につなげることを意識して取り組んでいったそうです。しかし、着地点について、毎回これでよいのかという迷いや疑問があったようです。2020年は、この悩みの渦中のタイミングで筆者が研修をすることになりました。

2020年度研修

● 2020年11月「概念化スキルを活用した看護マネジメントリフレクション①」

● 2021年 2 月「概念化スキルを活用した看護マネジメントリフレクション②」

　上記研修では、網走厚生病院・看護部が、自分たちで行ったリフレクションで、着地点に疑問が出た事例について事前に提出してもらい、研修当日に筆者が解説するという形式を取りました。

　具体的には、深掘りが不十分だったり、思考が不足しているところを筆者がチェックし、提出していただいた氷山モデルを修正して解説する形式を取りました。特に、どのように深掘りしていくのかという手法については熱心な質問があ

り、研修に対する積極的な姿勢とみなさんの成長を感じとることができました。

　筆者のアドバイスは次のようなものです。リフレクションをする際には、「これまで学んだリーダーシップ理論や論理的思考などをつなげて考える」こと。リフレクションの中に、概念化スキルを活用していくのです。

　網走厚生病院では、筆者の示唆も踏まえ、新たに、氷山モデル・構造化の手順・手法を可視化した用紙を作り、リフレクション時に活用していきました。また、オブザーバーが行うリフレクションチェックシートには、構造化の記入欄が追加されました。

　これらの資料を新たに追加することで、深掘りをする際の焦点が絞られ、以前よりスムーズに問題の本質にたどり着けるようになったそうです。これらの作成・工夫は、とてもすばらしい発想です。筆者の研修資料を上手にアレンジし、自分たちにあった形に仕立て直しており、感心するばかりです。

　2020年度の研修後も、科長・係長とも自主的にリフレクション・概念化を行っています。科長研修の全体共有の時間では、うまくいった事例について「どうやってその深掘りができたのか」「どんな質問やきっかけで語り手が問題の本質に気づけたのか」という質問があったそうです。事例の構造化についても意見交換がなされ、自主的な学びのなかで切磋琢磨されていったことが伺えます。ただ一方で、係長研修でのリフレクションについては「深掘りできている実感がない」「科長のリフレクションとの違いは何か」といった声が上がったそうです。

2 変化する係長研修

　上記のような係長研修に対する疑問もあり、2021年度は、ある係長の提案により科長が係長の、係長が科長のリフレクションにメンバーの1人として参加する「ミックスリフレクション」（網走厚生病院看護部の造語）を考案し実践していきました。

　その中で係長たちは、以下のことに気がついたそうです。「科長のリフレクションは、事実と感情を的確に判別し、語り手の感情に『なぜそう思うか？』と

切り込めているが、自分たちは、語り手が傷付くことを恐れて躊躇している」。一方で、科長もまた係長のリフレクションから新たな気づきを得る事ができ、互いの成長の機会になったと実感するできごとだったと語ってくれました。

　こうした取り組みから、参加者は、研修後の成長や変化を確実に実感する機会を得ながら、また、トレーニングを継続しないとリフレクションのスキルが退化してしまうことを感じ、科長・係長たちの口からは、「概念化すると…」や「これは他責思考じゃないか？」という言葉が頻繁に聞かれるようになったそうです。

　さらに網走厚生病院は、ミックスリフレクションによる成長や変化を可視化する目的で、セルフチェックを実施しています。チェック項目は以下のようなものです。

　①自己のマネジメントの振り返りになっている

　②「困ったスタッフ」の事だけを語らない

　③スタッフが育たないという結果だけを語らない

　④事実と感情を分けて語っている

　⑤自責思考ができている

　⑥客観視、可視化（抽象化・構造化）ができている

　⑦しっかりと原因分析ができている

　この7項目を4段階で得点化し、平均点を算出します。チェックのタイミングはミックスリフレクションの実施前後で、科長と係長全員がチェックを行います。ミックスリフレクション後のセルフチェックと点数の算出により、科長・係長共に、互いに影響し合い成長、変化を遂げることが出来たと実感しているそうです。まさに学習する組織に大きく近づいた言ってよいでしょう。

　2021年度は、もはや単なる座学で学ぶレベルではないため、20年度同様に、自主的研修会の事例を筆者が解説する形で2回行いました。

　2022年度は、対象者を現職の管理者だけにとどめず、「係長を目指す未来の看護管理者」へと拡大して、将来の看護部を担う方々も対象に学習を継続しています。具体的なテーマは下記となります。

> **2022年度研修・「看護マネジメントリフレクション」**
>
> ❁ 2022年 6 月「看護マネジメントリフレクションの基本的な考え方・自分を知る」
>
> ❁　　　9月「組織を知る」
>
> ❁　　　12月「スタッフを知る」
>
> ❁ 2023年 2 月「ビジョンを語る」

　受講者からは「他責ではなく自責思考を養い、後輩指導の場面で活かしたい」、あるいは「私達の変化がスタッフの変化につながる」と的を射た感想も聞かれ、科長が受講し始めた頃よりも、ずっと思考が柔軟で理解の吸収が早いとの高い評価を聞いています。

＊

　筆者は、ありがたいことに、2018年から5年の間、網走厚生病院看護部の発展・深化に関わらせていただくことができました。管理者のみなさんが一歩一歩成長していく姿を間近で見ることができたのは、うれしくも貴重な経験でした。

　こうした着実な成長は、研修を研修の場だけで終わらせずに、管理実践に活かすことを目指し、毎月努力された賜物と思います。レディネスも高く、他責にせず、日々、自分たちにあった形を模索し、概念化スキルを見事に自分たちのものにされたと感じます。網走厚生病院は、管理者間の共通言語として概念化を位置づけ、看護管理の質向上に日々研鑽しています。今後、さらに「学習する組織・学習する看護部」として深化していくことを確信しています。

引用・参考文献
水戸由美ほか. 概念化スキル向上研修を踏まえたリフレクションの実践（前編）. ナースマネジャー, 24 (1), 2022, 79 - 86.

看護管理者のための概念化スキル ステップアップ
―実践事例で実務への活かし方を学ぶ

2023年4月1日発行　第1版第1刷
2024年9月10日発行　第1版第2刷

著　者　河野　秀一

発行者　長谷川　翔

発行所　株式会社メディカ出版
　　　　〒532-8588
　　　　大阪市淀川区宮原3-4-30
　　　　ニッセイ新大阪ビル16F
　　　　https://www.medica.co.jp/

編集担当　猪俣久人
編集協力　佐賀由彦
装幀・組版　株式会社イオック
本文イラスト　株式会社イオック
印刷・製本　日経印刷株式会社

ISBN978-4-8404-8166-3
Printed and bound in Japan

当社出版物に関する各種お問い合わせ先（受付時間：平日9：00〜17：00）
●編集内容については、編集局 06-6398-5048
●ご注文・不良品（乱丁・落丁）については、お客様センター 0120-276-115